授業が変わる！学びが深まる！
看護教員のための授業研究

吉崎 静夫（日本女子大学教授・人間社会学部）
蔵谷 範子（国際医療福祉大学教授・小田原保健医療学部看護学科）
末永 弥生（国際医療福祉大学講師・小田原保健医療学部看護学科）

医学書院

授業が変わる！ 学びが深まる！ 看護教員のための授業研究

発　　行	2017年8月1日　第1版第1刷Ⓒ

著　者　吉崎静夫・蔵谷範子・末永弥生
　　　　（よしざきしずお）（くらたにのりこ）（すえながやよい）

発行者　株式会社　医学書院
　　　　代表取締役　金原　優
　　　　〒113-8719　東京都文京区本郷1-28-23
　　　　電話　03-3817-5600（社内案内）

印刷・製本　永和印刷

本書の複製権・翻訳権・上映権・譲渡権・貸与権・公衆送信権（送信可能化権を含む）は株式会社医学書院が保有します．

ISBN978-4-260-02868-4

本書を無断で複製する行為（複写，スキャン，デジタルデータ化など）は，「私的使用のための複製」など著作権法上の限られた例外を除き禁じられています．大学，病院，診療所，企業などにおいて，業務上使用する目的（診療，研究活動を含む）で上記の行為を行うことは，その使用範囲が内部的であっても，私的使用には該当せず，違法です．また私的使用に該当する場合であっても，代行業者等の第三者に依頼して上記の行為を行うことは違法となります．

[JCOPY]〈出版者著作権管理機構　委託出版物〉
本書の無断複製は著作権法上での例外を除き禁じられています．複製される場合は，そのつど事前に，出版者著作権管理機構（電話 03-3513-6969，FAX 03-3513-6979，info@jcopy.or.jp）の許諾を得てください．

序

　この書籍を手に取ってくださったみなさまは，複雑な教育制度，学問としての教育と職業としての教育との関係，学習者の多様化，現代社会における医療上の課題，それらを検討しつつ必要とされる看護の質と量，看護教員の教育力など，現在の看護教育についてさまざまな課題を感じつつ，日々の教育にあたられていることと推測します。課題に対し，どうしてよいかわからないがどうにかしたい，看護教員としてなんとか解決に近づける方法はないだろうかと考え，その1つの手がかりとして，この書籍ができました。

　本書の構成は，大きく2つに分かれています。第1部では「授業研究の基礎知識」として，授業研究の目的や意義，その方法などについて述べています。第2部では「授業研究の実践」として，さまざまな看護教員の授業を取り上げ，その実際を示しながらそこにある授業改善へのヒントや授業研究をすることでの変化について示しています。第2部の構成は，授業研究の4つの目的に沿って「質の高い学習・学力を育む授業への改善」「教員の授業力量を高める」「新たなカリキュラムの構築」「授業研究の共有で生まれる相互作用」に分かれており，さらに「看護師養成における実践課題の解決」に向けた授業実践を加えています。

　第2部の最初の項「質の高い学習・学力を育む授業への改善」に関して，私は当初「質の高い学習・学力を育む授業」という言葉に違和感をもっていました。例えば，学校教育の指導要領にある「確かな学力」が示すものは「基礎的・基本的な知識や技能の習得」「それらを活用した思考力・判断力・表現力の育成」「学ぶ意欲の向上」というように，かなり具体的で明確なものになっています。それに対して，看護師に求められる実践能力は「ヒューマンケアの基本的な能力」「根拠に基づき，看護を計画的に実践する能力」といったように，求められる1つひとつの能力が大きく，そのなかにはさまざまな力が含まれていて明確ではない（共通理解が難しい，受け取る側の理解によって解釈に差がある）ものになっています。私が感じたのは，この違いから生じた違和感でした。つまり，看護師に求められる実践能力のような不明確なものを，標題のように明確に打ち出してよいのか，という違和感です。

　看護教員にとって，それぞれの教授内容がどのような能力，めざす力につながっているのかを明確にするのは難しいことです。しかし，この違和感を新たな視点と考えると，学校教育の視点に触れながら看護の授業研究を扱うことで，これまで意識していなかった気づきが生まれるのではないかと思っています。

序

　この書籍で紹介している授業実践事例は，雑誌『看護教育』の連載（2015年1月〜2015年10月）のいくつかに，新たに取材した内容を加えています。いずれも，授業研究に理解・関心を示してくださった先生方の普段の授業実践です。どの授業研究も，その目的は当事者である先生の気がかり，検討したい視点に特化したものになっています。それぞれの先生は授業研究から何らかの改善点を見出し，また次の授業に取り組まれています。これらの実践に触れ，読者のみなさまに，「私もちょっと取り組んでみよう」という気持ちをもっていただけたら，また，実践につなげていただける一助になれば，それは本書のめざすものであり，著者一同大変うれしく思います。

　最後になりましたが，本書は，授業研究に取り組んでいただいた先生方，施設の方々の多大なるご理解とご協力なくしてはできあがらなかったものです。心から感謝申し上げます。

著者を代表して　　蔵谷範子

目次

第1部 授業研究の基礎知識　1

1章 授業研究の4つの柱　(吉崎静夫)　2
1. 授業研究とは何だろうか　2
2. 授業研究がなぜ海外で注目されているのか　5
3. 看護教育において授業研究がなぜ必要なのか　6
4. 授業研究をすることで生まれる成果は何か　10

2章 改善につなげる──授業研究の手順と方法　(吉崎静夫)　12
1. 授業研究の手順　12
2. 授業研究の方法　16
3. 各授業研究の特徴と意義　23
4. 一人称，二人称，三人称としての授業研究　24

第2部 授業研究の実践　27

■ 質の高い学習・学力を育む授業への改善

3章 看護の基礎力を伸ばしたい　(蔵谷範子)　28
4章 実践につながる思考力・判断力・表現力を育てたい　(蔵谷範子)　37
5章 学生の意欲をもっと引き出したい　(蔵谷範子)　48

■ 教員の授業力量を高める

6章 教員自身の授業力を高めたい　(蔵谷範子)　58
7章 仲間とともに学び合う　(末永弥生)　67
1. 同僚とつくる授業に学ぶ　67
2. 複数の学校の教員仲間とつくる授業　76

■ 新たなカリキュラムの構築
8章　カリキュラムの改善・開発にとりくもう ……………………（蔵谷範子）　90

■ 看護師養成における実践課題の解決
9章　教育と臨床の乖離を軽減する ……………………………（末永弥生）　101

■ 授業研究の共有で生まれる相互作用
10章　実践を発表し，共有しよう！ ……………………………（吉崎静夫）　118
1　発表してこそ，の授業研究 ……………………………………………… 118
2　論文にしてみよう ……………………………………………………… 119

■ 索引 …………………………………………………………………………… 127

第1部

授業研究の基礎知識

1 授業研究の4つの柱

本章で学ぶこと

授業研究の基本的な考え方，海外での授業研究（レッスン・スタディ），看護教育における授業研究の必要性，授業研究の目的，授業研究で得られる成果について学びます。

　みなさんは授業研究を行っていますか？　授業研究をめんどうなものと感じていませんか？
　授業研究の目的は，授業実践者である教師が単独で，あるいは同僚教師と協働で，自らが設計し実践した授業を振り返ること（つまり，分析・評価すること）によって，その授業を改善するための手がかりを得ることにあります。つまり，授業研究は，**授業設計（Plan）**，**授業実施（Do）**，**授業評価（Check）**，**授業改善（Action）**というPDCAの一連のサイクルに基づいて，授業を改善し，授業を創造することを主なねらいとしています。したがって，授業研究は，日ごろの授業をよりよいものにするためにはなくてはならないものなのです。

1 授業研究とは何だろうか

　授業研究は，前述したように，PDCAの一連のサイクルに基づいて行われます。そのサイクルの1つひとつを簡単に説明します。

P 授業設計

　まずは「授業設計」です。
　ここでは，授業のねらいのもとで，学生の様子を考えながら，教材を用意し，授業展開（学習活動）を考えることになります。普段は教員が1人で行いますが，ときどき同僚教員と協働で行うと，より有効です。
　2014年7月29日，福井県の小中学校の教員60名を対象に，筆者（吉崎）は「授業力向上研修講座」の講師を務めました。これを事例とします。そこでは，講義に続いて，5名ずつのグループ（小学校の低・中・高学年，中学校）に分かれて，「授業デザインシートを

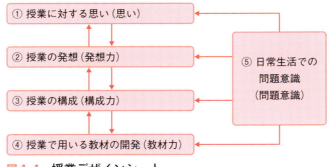

図 1-1　授業デザインシート
（吉崎静夫：事例から学ぶ 活用型学力が育つ授業デザイン．ぎょうせい，2008）

用いた授業づくり」の演習が行われました。参加者は，国語や算数・数学などから1つの単元を選んで，「基礎的・基本的な知識・技能を日常生活に結びつける」，あるいは「ある教科で学んだ知識・技能を他教科で活用する」といった視点で授業デザイン（授業設計）を行いました。

　ちなみに，授業デザインは，授業設計の前提となる「**授業に対する思いや構想**」と「**授業設計（単元案や授業案の作成）**」の両方を含んでいます。したがって，授業デザインのほうが授業設計よりも広い概念です。しかし，一般的には両者は同じような意味で用いられています。

　それぞれのグループはさまざまな学校に勤務する教員で構成されていましたが，参加者は2時間にわたって活発に授業デザインに取り組んでいました。なお，ここで用いられた「授業デザインシート」（図 1-1）[1]は，筆者（吉崎）が考案したもので，「**授業に対する思い**」「**授業の発想**」「**授業の構成**」「**授業で用いる教材の開発**」「**日常生活での問題意識**」の5つの要素で構成されています。

　演習の最後に，各グループの発表と筆者のコメントがありました。以下は，参加者の主な感想です。

　「大それたことでなくても，1時間の授業で『ひと工夫』する意識をもつだけで，子どもも楽しくなり，そして私自身も授業へのワクワク感が出てくるように思えてきました。忘れていた新鮮な気持ちを思い出させていただき，ありがとうございました」

　「授業デザインシートをみんなで考えて作成し，その発表を聞き合うことができてよかったです。参考にして2学期からの授業に生かしていけそうです」

　「今後に生かせる内容で，2学期からの授業が楽しみになりました。教科の枠を超えた教材研究をしてみたいと思います。『ときどきひと工夫』を実践していきたいです」

　「『授業デザインシート』は，学習指導案を書く前にメモとして使うこともできると感じました。即，実践に移せる研修ができてよかったです」

　「実際に『授業デザインシート』を作成することで，2学期に実践できるものができあがりました。導入のイメージまで明確にできました」

「5人で意見を出し合って考えることで，よい『授業デザインシート』ができたなと思います。講義内容を生かして考えることができ，1人ではなく複数で協働しながら取り組むよさを感じました。他グループの発表でも，大変おもしろい課題設定がなされていて参考になりました」

最後の意見の参加者は，まさに協働で授業デザイン（授業設計）することのよさを実感しているようです。また，何人かの参加者は，自分のグループばかりでなく，他のグループの発表から今後の授業づくりのヒントを得たようです。まさに，授業研究は相互学習なのです。そして，ほとんどの参加者が2学期以降の授業づくりのイメージをつかんだようです。

D 授業実施

次に「授業実施」です。

授業では，教材を媒介として，教員と学生（あるいは学生同士）がダイナミックに相互作用します。その結果，教員が授業設計において予想していなかったことが，まさに突如として起こることがあります。その場合，教員は，次の教授行動（手だて）を臨機応変に考えることが求められます。もちろん多くの場合，計画通りに授業は展開します。

授業実施段階での授業研究としては，この授業の様子をビデオ録画したり，他の教員が授業の様子（教員の行動と学生の行動など）を付せん（よい点はピンク色の紙，課題や疑問は水色の紙，と分ける）に書き留めることによって「授業に関するデータ」を収集することが行われます。そして，それらのデータが次の授業評価段階で活用されることになります。

C 授業評価

さらに，「授業評価」です。

普段の授業評価では，授業を設計し実践した教員が，自らの授業を振り返ることを通して，授業のねらいが達成されたのかどうかを考えることが基本となります。その際，学生の反応や達成度は重要な手がかりとなります。ただし，教員1人で行う授業評価には限界があるのも事実です。そこで，ときどきは同僚教員や学外の人たちと一緒に授業を振り返ることが必要です。そのことによって，教員1人では気づかなかったことが明らかになります。

この場合，授業検討会の場を設けて，授業者と同僚教員がその授業について話し合います。その際，ビデオや観察データ（付せん紙に書かれたもの），さらに学生が書いたもの（ワークシート，小テストなど）は，話し合いのための有効な資料になります。

A 授業改善

最後に「授業改善」です。

ここでは，授業者が授業設計・実施・評価のプロセスを振り返りながら，授業の再設計を行います。つまり，次に同じ目標・内容の授業をやるとすれば，どのような授業プランを考えたらよいのかを再考します。

2 授業研究がなぜ海外で注目されているのか

　アメリカやアジア，さらには欧州やアフリカにおいて，「レッスン・スタディ（Lesson Study）」と呼ばれる授業研究が活発に展開されています。では，なぜ授業研究が海外で注目されているのでしょうか。

　第1の要因は，日本のJICA（Japan International Cooperation Agency，独立行政法人国際協力機構）が発展途上国の教育支援として「レッスン・スタディを組み込んだJICAプロジェクト」を20か国で展開していることにあります。そこでは，いわゆる「日本型教育」が，発展途上国の人づくりのために輸出されています。

　20か国で展開されているプロジェクトのなかでも，インドネシア，バングラデシュ，ザンビア，ニカラグアでのプロジェクトが中核となっています。そこでは，わが国の学校現場で伝統的に行われてきた「校内での授業研究（研究授業）」がモデルとなっています。それは，授業実践者である教師が，同僚教師と協働で，実践した授業を振り返ること（つまり，分析・評価すること）によって，その授業を改善するための手がかりを得る方法です。つまり，わが国の一般的な授業研究の方法は，前述したように，授業設計（Plan），授業実施（Do），授業評価（Check），授業改善（Action）というPDCAの一連のサイクルに基づいて，授業を改善しようとするものです。

　例えば，ザンビアでは，次の8つのステップでレッスン・スタディが行われています。

❶**課題の特定化**：教師たちは，レッスン・スタディがターゲットとする課題を特定化させます。なお，そこでの課題は，教授法から教室での問題まで幅広いものとなります。

❷**協働での授業設計**：教師たちは，特定化された課題を解決するために，協働で授業を設計します。そこでは，授業目標を検討し，教材や教授法について議論します。

❸**デモ授業の実施**：ある教師が協働で設計された授業を実施します。他の教師は，それぞれの関心をもって，その授業を観察します。学校管理職や教育専門家が授業観察に参加することもあります。

❹**授業の討議と省察**：教師たちは，その授業について討議し，その授業の効果を省察します。まず授業者が授業についてコメントし，次に観察者が自分たちの観察したことを共有化します。なお，討議の焦点は，よりよい教授・学習のために授業を改善することにあります。

❺**授業案の修正**：授業批評や省察の結果をふまえて，教師たちが協働して授業案の修正を行います。そして，同一教師による他のクラスでの授業実践に向けて，修正された授業案が用意されます。

❻**修正された授業案による授業実施**：修正された授業案に基づいて，同一教師が他のクラスで授業を実践します。他の教師や学校管理職は，授業の修正（改善）が効果的に行われたかどうか検討するために授業を観察します。

❼**授業の討議と省察**：1回目の授業と2回目の授業の違いについて観察されたことが話し

合われ，教師間で共有化されます。小さな改善さえも評価されます。そして，参加している教師1人ひとりが自らの日常の授業実践に適用できるように，授業改善のための視点がさらに話し合われます。

❽ **省察の蓄積・共有化**：レッスン・スタディの各ステップを通じて得られた省察と視点が集団として蓄積され，記録されます。そして，この記録は，各教師が授業に関する知識や技能を専門職としてどのようにして豊かにさせることができるのかについての有益な手がかりとなります。

ザンビア政府は，2006年のレッスン・スタディ導入以来，「学校を基盤とする教師の継続的な専門的成長」を制度化するためにレッスン・スタディを活用し，大きな成果をあげています。

> **■ 授業研究のポイント→PDCA サイクルを繰り返すこと**
>
> ザンビアで行われた授業研究（レッスン・スタディ）のやり方は，授業設計（Plan），授業実施（Do），授業評価（Check），授業改善（Action）という一連のサイクルを2回まわしていることに特徴があります。まさに，本格的な授業研究の方法だといえます。

第2の要因は，1999年にスティグラーとヒーバートによって書かれた『The Teaching Gap』[2]です。この本がアメリカの教育界に衝撃を与えました。そのなかで，スティグラーらは，アメリカの授業を改善する手がかりを日本の授業研究に求めています。

第3の要因は，2007年に「世界授業研究学会（WALS：World Association of Lesson Studies）」が香港，アメリカ，日本，中国，シンガポール，イギリスなどのレッスン・スタディにかかわる研究者によって設立されたことです。

3 看護教育において授業研究がなぜ必要なのか

看護教員に限らず，教員の仕事の第一は教育です。学習者がよりわかりやすく興味・関心をもって学ぶことができるよう，授業を工夫・改善していくことは教員にとって，当たり前のことだと思います。そして，授業を改善していく，教員としての授業の力量をつけていくための取り組みが「授業研究」であり，ほとんどの看護教員が行っていることだと思います。「教員」なのですから，それは当然のことでしょう。

しかしながら，医中誌で「授業研究」をキーワードに検索をしても，あまり多くヒットしません。看護教育に関する学会の演題分類においても，臨地実習指導，看護技術教育，倫理教育，教授方略，カリキュラム，教育評価などはありますが，そこに「授業研究」という分類は見当たりません。また，本人が意識している・していないにかかわらず，授業

研究に取り組んでいる看護教員も，自分たちは授業研究をあまりしていない，できていない，かつ，しなければ，と思っているように感じます。さらに，看護に少しかかわりのある他分野の方々からも，看護教員はその必要性を感じつつも授業研究ができていないと思われているようです。果たして看護教員は「授業研究」を行っていないのでしょうか。もしくは，「授業研究」を敬遠しているのでしょうか。

■「授業研究」を看護教員はどう考えているのかを聞いてみる

そこで，看護教員は授業研究をどのように考えているのだろうかと思い，日常のちょっとした場面でその考えや取り組みなどについて，知り合いの先生方に聞いてみました。

Aさんは今年臨床から教育に移った新任教員です。Aさんは開口一番に「それは必要，だって授業でしょう」と授業研究の必要性を述べ，授業研究を当然のこととして受け止めていることがわかりました。また，「授業って，学生とともにつくっていくものだから，毎回同じではない。だから授業研究していくことは必要なことだと思う」「授業研究とは，授業とは何かを考えていくもの，看護とは何かを問い続けていくのと同じかな」と話してくれました。さらに，「（教員になって）指導案を作成して実際に実践してみて，作成したものが机上のものではなく自分のものになってきている気がする。次に向けて，指導案を修正したくなった」と，授業研究が教員としての自分の変化や授業改善として実感されている体験を語ってくれました。

ベテランの看護教員Bさんは，所属機関は異なるが同単元を授業する者同士で，Bさんの授業案を検討する機会をもったそうです。そのときのことについて「こういう機会，時間がほんとに必要なのよね。自分のところだけだとみんな忙しいし，小規模の施設だと教員数も少なく，同じ領域・単元を担当する人はいないから相談してもなかなか具体的な検討になりにくい。こんな時間がもててうれしい」と述べていました。

Cさん，Dさん，Eさんは常に授業研究に取り組んでいる仲間同士です。ちょっと時間を見つけては，「ね，ちょっと聞いて，今度この授業なんだけど……」と，さまざまな授業や講演などについて，その構成や内容，方法などについて，思いや内容解釈などとともに相談や検討が始まります。そして「こういう時間がないとダメなんだよね」「こういう時間が必要なんです。その時間が取れないともやもやとして……。残ってでも授業のこと，教育のこと，聴いてもらったり検討したりする時間は必須なんです」と話してくれました。

一方で，教員としては中堅のFさんは，「授業研究ですか？ それって研究になるんですか」「授業研究はやりますよ。時間を決めて準備しています。伝えたいことは決まっているので」と話してくれました。その様子から，必要性はともかくも，授業研究に対するとらえ方や取り組みに消極的であるように感じられました。また，研究としては疑問を感じている状況も推察されました。

Gさんは1つの専門性を追求してきたベテラン教員で，「その専門領域の授業をする人は，そのことに対する専門家だから，最も適切なことが教えられていると思う。だからあ

えて授業研究って必要はないのかなぁと思う」と答えてくれました。

ここでは，教員の専門性を基盤にした授業に準備などは不要で，その教員が話すことがそのまま学習者の理解を促進し授業として成り立つと考えられています。本当でしょうか。むしろ，学習者の理解を促し，看護の教育を深化させていくために，授業研究は必要ではないかと考えます。

看護教員に話を聞いていくなかで，学内で定期的に授業研究をしている学校，学内外で任意で授業研究活動を行っているグループもありました。「一部の看護教員は授業研究をしている」「看護教員は授業研究を必要としている」ことが，確かめられたと思います。ただし，授業研究についての課題もたくさんあることは確かです。

■ 授業研究の4つの目的

授業研究には，4つの目的があります。

第1は，「**授業改善のため**」という目的です。この目的は多くの看護教員に認識され，日々取り組まれていることは間違いありません。しかし，そのための方法論については理解や情報が十分でなく，自分たちで試行錯誤し，自分たちなりに，時には他学問領域からの指導や手がかりを得て，進めている現状です。それが，「個人の」授業改善にとどまり，公表していくことを抑えている一因にもなっているのではと感じることもあります。授業改善のための授業研究の方法論を知り，開発していくことは今後の課題だといえます。

第2は，「**カリキュラム開発のため**」という目的です。看護師養成のための教育は指定規則に則っています。その指定規則では，すでにみなさんご存知のように，専門科目は，専門Ⅰ・Ⅱ，統合の別はあるものの，現時点で基礎看護学，成人看護学，老年看護学，小児看護学，母性看護学，精神看護学，在宅看護論の7領域で構成されています。そして，臨地実習は各看護学・看護論のなかに含められるのではなく実習が並列であげられています。これ自体を見ても，各領域の分類はこのように成長発達，療養の場，心身といった分類でよいのか，臨地実習は各看護学領域と並列（実際の科目構成においてはおおむねどの施設でも各看護学領域内に位置づけて考えられている）でよいのか，といった課題があがります。また，各看護学領域では，その構成，時間配分，学習順序や，領域名・区分にも施設によりさまざまな考え方，工夫がされています。それらの検討は何によって，どのようにされるのでしょうか。その土台になっているのは1人ひとりの，1回1回の授業に他ならないはずなのに，そのなかで授業研究がどのように扱われているか，なかなか見えてこないように思います。

第3の目的は，「**教員の授業力量形成のため**」です。これは，第1の目的である「授業改善のため」とも関連深いものです。看護師養成教育において，その目的の中心は看護師養成です。看護教員自身が，授業に対する信念，知識，技術と同じように自身の看護観をもち，授業を通して看護を伝え，教えています。他の学問領域以上にその教員自身が表現されていく世界だと思います。1つひとつの科目，単元を通してどのように看護を伝えてい

くかは，まさに看護教員の授業力量にかかっています。その授業力量を形成していくための授業研究への取り組みは必然でしょう。

　第4の目的は，「授業についての学問的研究の進展のため」です。看護学は，多くの学問領域から知見を得て，それらの集合で成り立っているという特徴があります。その全体はまだまだ発展過程だろうと思います。本節の最初に，看護教育に関する学会の演題分類について述べましたが，それぞれの演題分類にある論文を見てみると，効果的な指導や各領域の学習内容についての検討や特徴的な状況に対する授業の工夫など，授業研究としての意味合いを含んだものがたくさんあります。当然と言えば当然のことでしょう。では，なぜ授業研究という分類ではないのでしょうか。それは，現場に密接な看護や内容の言葉での表現，現場で看護や教育を担う人たちの視点で分類名が掲げられているからではないかと考えます。

■「実習」という「授業」を研究する重要性

　一方で，他の切り口で，専門的，総合的に授業というものを研究してみる視点も重要だと考えます。看護の教育は，講義，演習，実習など，いろいろなことに影響を受けながら，他の学問領域には見られないくらい複雑に絡み合って複合的に連動して行われていきます。

　また，看護教育における実習では，臨床の看護師（指導者）と看護教員とが連携を図りながら，両者が同じ場に存在して指導を行うという特徴があります。同じ医療職でも，医師になるための実習教育では，臨床での指導にあたる人と学内で教育にあたる教員は同一人物です。理学療法士や作業療法士になるための実習では，教員が同席する場面も見かけますが，現場での指導は施設のスタッフが中心です。学校教育における教育実習，保育士になるための保育実習などでは，教員のかかわりは少なく，最後の回に出席するくらいでしょう。臨床の看護師（指導者）と看護教員とが同じ場に存在し，連携を図りながら指導を行うという点において，看護師になるための実習指導は非常に特殊なのです。このことだけを考えてみても，この実習という授業を研究することは看護教育にとっても他の領域の実習教育にとっても大きな意義があると考えます。

　看護教員の不足が指摘されるなか，まずその中心となる授業について研究として発信することが，たくさんある現場の課題を解決していくための一歩，そして看護教員が元気になるための一歩になると思います。

4 授業研究をすることで生まれる成果は何か

授業研究をすることで生まれる成果は、図 1-2[3]に示すように「教員の学習・成長」「授業の質の向上」「学生の高い質の学習・学力」です。

まず、「A. 授業研究」は、授業設計、授業実施、授業評価、授業改善というPDCAのサイクルからなり、「B. 教員の学習・成長」と「C. 授業の質の向上」に影響を及ぼします。つまり、教員は1人であるいは同僚と一緒に授業研究をやることで、授業に関するさまざまな事柄を学びながら専門家として成長します。また、授業研究をすることで、授業の質を高めることができます。というのも、授業をただ繰り返すだけではマンネリ化に拍車をかけることになりますが、振り返り、的確に見直すことで、授業は見違えるほど変わるものなのです。

次に、「B. 教員の学習・成長」は、個人レベルと集団・組織レベルに大別されます。教員は個人としての学びとともに、集団・組織のなかでの学び（同僚との学び）を通して成

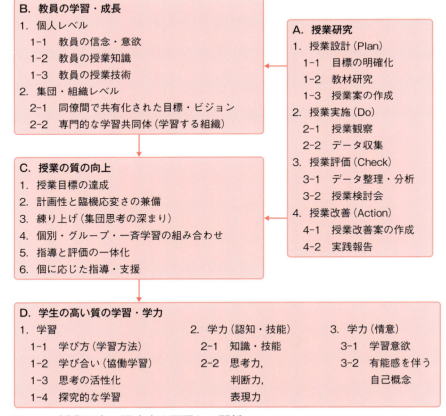

図1-2 授業研究と関連する要因との関係
〔吉崎静夫：授業研究の基礎のキソ．看護教育 55（1）：11-15，2014，一部改変〕

長します。したがって，最近注目されている「専門的な学習共同体（学習する組織）」は後者に位置づけられます。まさに，B要因は教師教育の本質です。さらに，B要因はA要因（授業研究）と相互影響関係にあり，C要因（授業の質の向上）に影響を及ぼすことになります。

そして，「C．授業の質の向上」は，授業目標の達成のために不可欠のものであり，D要因（学生の高い質の学習・学力）に影響を及ぼします。もちろん，看護教育の授業は，内容領域（基礎看護学，成人看護学，老年看護学，小児看護学など），あるいは講義，演習，実習といった学習方法によって求められるものに違いはありますが，「質の向上」はすべての授業に求められるものです。それらの特徴を明らかにさせるために授業研究は行われます。

さらに，「D．学生の高い質の学習・学力」は，看護教育の目標そのものです。授業研究は，D要因につながってこそ本当の意味があります。したがって，授業研究を行う際には，学生の学習に関する資料を収集し，その状態を正確に把握することが大切になります。

■引用文献
1) 吉崎静夫：事例から学ぶ 活用型学力が育つ授業デザイン．ぎょうせい，2008．
2) Stigler JW, Hiebert J：The Teaching Gap：Best Ideas from the World's Teachers for Improving Education in the Classroom. The Free Press, New York, 1999.／ジェームズ W. スティグラー，ジェームズ・ヒーバート（著），湊三郎（訳）：日本の算数・数学教育に学べ──米国が注目する jugyou kenkyuu．教育出版，2002．
3) 吉崎静夫：授業研究の基礎のキソ．看護教育 55 (1)：11-15, 2014．

■参考文献
・吉崎静夫：授業研究と教師教育──授業研究，授業改善，教師と生徒の学習．日本教育工学会第30回全国大会 講演論文集，495-496, 2014．

2 改善につなげる ——授業研究の手順と方法

> **本章で学ぶこと**
>
> 看護教育の授業を改善するために，授業研究の手順と方法を学びます。特に，授業研究には多様な方法があり，それぞれの方法には特徴と意義があることを学びます。

さて，看護教員はどのような手順と方法で授業研究を行ったらよいのでしょうか。

第1章でも述べたように，授業研究は，授業設計（Plan），授業実施（Do），授業評価（Check），授業改善（Action）という PDCA の一連のサイクルに基づいて，授業を改善し，授業を創造することを主なねらいとしています。

そこで，本章では，看護教員の授業研究の事例として，看護専門学校の H 先生の授業を取り上げ，授業設計，授業実施，授業評価，授業改善という授業研究の手順（図 2-1）を説明します。なお，この授業は，単元「看護と倫理（4時間扱い）」の2回目で，「看護学概論」のなかに位置づけられています。

1 授業研究の手順

P 授業設計（授業構想と授業案の作成）

授業設計においては，授業のねらいのもとで，学生の様子を考えながら，教材を用意し，授業展開（学習活動）を考えることになります。

授業者は，「看護ケアを行うという状況のなかで，自分の価値と他者の価値を吟味し，倫理的視点から価値の意味を考察できる」を目標にあげ，本授業後に行う初めての実習でも生きる内容であること，枠にとらわれて考えるのではなく自分の立ち位置やそれぞれの立場などによっていろいろな考え方やとらえ方があることについて，体験し気づいてほしいと考え，当初から事例を用いたグループワークを予定していました。半面，授業者自身は，グループワークは苦手でこれまであまりじっくり取り組んでこなかったという思いを

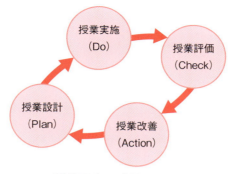

図 2-1 授業研究の手順

もっていました。

　事例は，①学生が倫理的問題を引き起こしている場面，②患者さんの状況から倫理的葛藤を抱えている場面，③他の看護師の反倫理的行動に出会った場面，を選定しました。この3つの倫理的課題について，どのように考え問題解決していけばよいのかを学ぶことができれば，実習で困ったときの参考になるのではないかと考えたからです。1コマの授業で3事例に取り組むのは時間的に厳しいとの予想はつきましたが，2，3事例目は全体のグループを2つに分け，それぞれで異なる事例を検討してもらおうと考えました。

　ただ，倫理の授業を担当している他の看護教員とも授業案を検討したところ，1コマで3事例を検討すること，一方の事例しか検討していない学生が別々のグループの事例検討からの気づきや考えを共有することは時間的に無理ではないかとの考えに至り，実際は事例を2つに絞りました。また，この授業を通して学生にどんなことが体験され共有されればよいのか，教員はそれらをどのように予測しているのかについて意見交換しました。これが，授業案における学生の反応の予測の広がりや，教師の意図が明確化・焦点化されることにつながりました。

D 授業実施（授業観察とデータ収集）

　本授業は，導入，展開，まとめという3つの授業分節で構成されていました。

　まず，導入では，テーマと内容が授業者から説明されました。それは，「臨床での具体的事例をもとに倫理的意思決定と行動化のプロセスを学ぶ」ということでした。

　次に，展開では，2つの事例がそれぞれ「個人ワーク」「グループワーク」「グループで出された意見の発表」「事例のポイントの確認」という活動の流れで行われました。事例1は，『学生（実習生）が情報収集のために次々と患者に質問を投げかけて，患者を黙り込ませてしまったにもかかわらず，誰にも相談もせず何の対応行動もとらなかった』というものです。そして，そこでの学習課題は，「学生（実習生）の思い」「何が倫理的に問題か」「どのように行動すればよかったか」について考えることでしたが，多くの学生にとっては難しい課題だったようです。事例2は，『患者が処方された薬を服用しておらず，そのことを医師や看護師には知らせず，学生（実習生）にだけ打ち明けた』というものです。

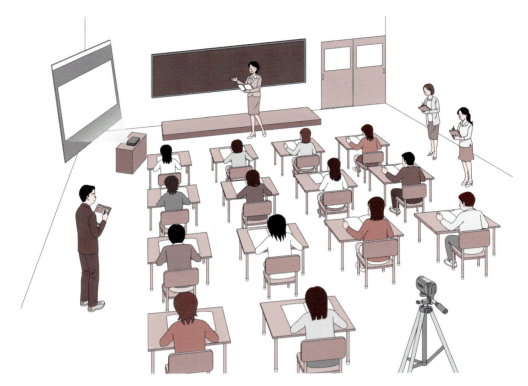

図 2-2　授業に関するデータの収集

　事例 1 に比べて，事例 2 での学習はとてもスムーズに展開されました。
　最後のまとめは，「今後の実習に向かって，倫理的課題に逃げずに立ち向かい，そのときどきでベターな答えを求めていってほしい」といった授業者の思いが十分に伝わるまとめとなっていました。
　なお，授業研究では，授業の様子をビデオ録画したり，参観者が授業の様子（教員の行動と学生の行動など）を付せん（よい点はピンク色の紙，課題や疑問は水色の紙）に書き留めることによって「授業に関するデータ」を収集しました（図 2-2）。

授業評価（データ整理・分析と授業検討会）

　授業評価では，授業を設計し実践した教員が，自らの授業を同僚教員とともに振り返ることを通して授業のねらいが達成されたのかどうかを考えます。そこで，授業検討会の場を設けて，授業者と同僚教員がその授業について話し合います。その際，ビデオや観察データ（付せんに書かれたもの），さらに学生が書いたもの（ワークシート，小テストなど）は，話し合いのための有効な資料になります。
　当日に行われた授業検討会の様子を紹介します。
　まず，授業者が議論してほしいと考えている授業場面を，「事例 1 の課題についての授業者による説明と学生の個人ワーク」「事例 2 についての学生の個人ワーク」「事例 2 につ

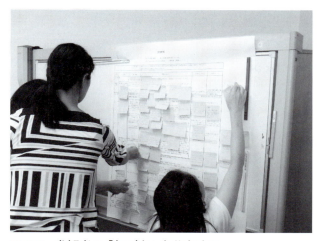

図 2-3 参観者の「気づき」を共有する
授業のタイムスケジュール表に,「よい点」を記入したピンク色の付せんと「課題や疑問」を記入した水色の付せんを貼りつけていき,参観者で内容を確認する。

いてグループで出された意見の発表」と3つ選びました。このように,授業全体について漠然と議論するよりも,ポイントとなる授業場面に限定して議論するほうが,授業者ばかりでなく参観者(同僚教員)にとっても有益なことが多いのです。

次に,授業者が選んだ授業場面について,参観者が書いた付せんの内容を確認しました(図 2-3)。例えば,第1の場面では,「多くの学生が真剣に課題に向き合っている。事例1は適切な課題のようだ」「個人ワークのやり方についての授業者の説明が適切であるため,学生はスムーズに個人ワークに入れている」といった肯定的な意見がある一方で,「個人ワークに入る前に,何をどのように行うのかといった説明・指示を明確にする必要がある」「課題の意図(何が問われているのか)が学生にきちんと伝わっているのか疑問である」といった課題や疑問が書かれていました。このように,同じ授業場面でも観察者によって異なる見方がなされるのです。

さらに,選択された授業場面を録画された授業ビデオを視聴して,再確認しました。それから,授業者と参観者(同僚教員)の話し合いが行われました。

「事例1において,『学生(実習生)の思い』『何が起こっているのか』『問題の背景』の3つの事柄(課題)の意味が言葉で説明されているが,学生(受講生)にはピンときていなかったのではないか。ただし,事例2になってくると,これらの事柄が明確になってきていた」

「事例1における『学生(実習生)の思い』が初日と翌日のどちらを指しているのかわからず,受講生は戸惑ったのではないか」

「『問題の背景』といった言葉が受講生にはわかりにくい。ワークシートを改善して,もっと平易な言葉にする必要があるのではないか」

このように,たとえ優れたベテラン教員が実践した授業であっても,改善すべき点はい

くつもあります。そのことを指摘してくれる同僚教員の存在はとても貴重です。

授業者のH先生は，授業検討会での話し合いをふまえて，自らの授業実践を次のように振り返っています。

「学生から自分が望んでいること以外のことが出てきてしまうと，受け止められなくて，否定してしまう自分がいることをあらためて目の当たりにした。学生から出てきたことを使いながら発展させていくためには，事例をもっといろいろな角度から検討してから使用する必要があると思った。今回の事例は書籍を参考にしており，そこで解説されている内容に私自身が納得していたので，それにとらわれてしまっていたところがあった。もっと自由な観点で，どんなことが出てくる可能性があるかを探っておく必要があったと思う。そして事例を検討する段階で，他教員に協力を求めることが必要だったと思う」

A 授業改善（授業改善案の作成）

授業改善では，授業者が授業設計・実施・評価のプロセスを振り返りながら，授業の再設計を行います。つまり，次に同じ目標・内容の授業をやるとすれば，どのような授業プランを考えたらよいのかを再考します。

「もう1回同じ授業を行うとしたら」という問いに，「1事例目は全体で進め，どういう進め方で検討していけばよいのかをイメージできるようにし，2事例目は時間をかけ，クラス全体で十分に検討できるような設定にしていきたい」と返答がありました。授業実施前に比べ，学生の状況に応じた事例検討の進め方や，それぞれの事例を選択した教師の意図を反映できる場の構成について吟味された改善案・具体案に変わっています。また，H先生は，「予想外の答えが出てきたときに否定傾向が出る」という自身の反応のしかたを再確認し，「学生から出てきたことを生かして進めていくグループワークにするとおもしろそう」と話しました。グループワークに対する先生の「苦手」が「おもしろそう」に変化しています。

> **Point 授業研究でここが変わる！**
> - 授業内容について，教員の意図の明確化・焦点化が図れる
> - 授業案の段階で，学生の反応の予測について広がりをもって考えられる
> - グループワークに対して，教員の「苦手」が「おもしろそう」に変わる

2 授業研究の方法

授業研究の方法については，これまでにいくつかの方法が開発され，提案されてきました。ここでは，いくつかの代表的な方法を紹介し，それらの特徴と意義を述べます。

■「教材の次元分け」による授業研究

　わが国の授業研究をリードしてきた研究者の1人が，東京工業大学名誉教授の坂元昂です。坂元は，わが国の教育工学のパイオニアとして，日本教育工学会の設立と発展に多大な貢献をしました。そして，坂元は，小中高の教師たちとの共同研究を通して，多くの「授業改善・改造のための技法」を開発し，教育現場に普及させました。例えば，「授業における三方向コミュニケーション（行って，帰って，また行く）」「授業の相関分析」「授業の内容分析」「線結び式授業の内容分析」「授業改善視点表」「学習改善視点表」「コメット法による授業設計」「学習意欲の開発」などです。なお，坂元には多くの著書がありますが，代表的著書の1つが『授業改造の技法』です。そこには，授業改善・改造のための技法と実践例がたくさん紹介されています。ここでは，そのなかから，「コメット法による授業設計」の中核をなす**教材の次元分け**を取り上げます。

　教材の次元分けは，「教材を複数の次元上の値に分析し，それらを組み合わせて集合に再編成し，具体的目標と教材との対応をつけることであるが，より厳密には，教材のどの次元が内容に対して正しい代表となっているか，誤りの代表となっているか，さらに，どの次元を手がかりとして反応すれば，内容到達につまずくことになるか，を識別すること」[1]です。つまり，正しい代表となっている次元が「適切次元の正の値」，誤りの代表となっている次元が「適切次元の負の値」であり，内容到達につまずくことになる次元が「不適切次元」ということになります。

　これらの次元をわかりやすく説明するために，坂元は「婿選び」の例をあげています。

　例えば，年頃の娘さんによい配偶者を見つけてほしいと父親から頼まれている人がいるとします。直接お嬢さんに，「どんな人が好きなのか」と尋ねても，もじもじして，言葉を濁し，はっきりと答えてくれません。そこで，頼まれた世話人は，やむを得ず，何枚かの健康な会社員の写真をお嬢さんに見せることにしました。

　ここでの「ねらい」は，「お嬢さんが考えるよい配偶者の特性を探ること」です。そして，世話人が「学習者」となり，人の特性が「教材」となります。さらに，写真は「学習媒体（学習メディア）」ということになります。世話人（学習者）がさまざまな条件の組み合わせの写真（学習媒体）を見せたところ，お嬢さんが考えている好きな人のタイプは，家柄や学歴や年齢に関係なく，背が高くやせているだけで，眼鏡をかけていようがいまいがかまわないということがわかりました。

　坂元は，上の例において，背の高さや太り具合のように「ねらい」に本質的にかかわる次元を「適切次元」とし，家柄，学歴，年齢などのように「ねらい」に直接関係せず，むしろそれらに基づいて判断すると正しい結論に至らない次元を「不適切次元」に分類しています。さらに，「適切次元」と「不適切次元」には，それぞれ値があります。「適切次元」において，背が高い人とやせている人は「正の値」であり，背が低い人や太っている人は「負の値」ということになります。とてもおもしろい教材分析の考え方であると思います（図2-4）。

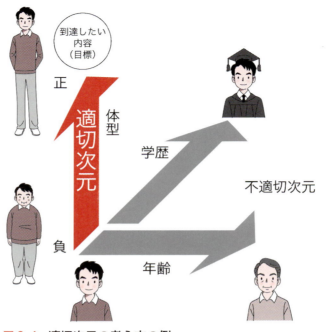

図 2-4　適切次元の考え方の例

■「思考過程のモデル図づくり」による授業研究

　わが国の授業研究をリードしてきた研究者のもう1人が，大阪大学名誉教授の水越敏行です。水越にも多くの著書がありますが，代表的著書の1つが『授業研究の方法論』です。

　本書は，水越がおよそ30年間にわたって行ってきた授業研究を「他人のまなざし」で客観的に分析して，一般化可能なものと，特殊なものとを自らの目と手で弁別しようとする願いをもって書かれたものです。したがって，本書で扱われている内容は，「教育技術に関する研究」「学習過程・学習指導法の研究」「教育内容の研究」「すぐれたモデルによる授業研究」「授業設計に関する研究」「授業記録の研究」「授業とメディアに関する研究」「授業研究と学校研究」など，実に多様なものとなっています。それだけ，水越が多様な視点から，教育現場の教師や他分野の研究者らと精力的にプロジェクト研究を行ってきたことがわかります。

　ここでは，「思考過程のモデル図づくり」の研究を取り上げます。それは，教師からの入力（説明，発問など）に対する子どもの反応を予想（先読み）して，子どもの「思考のルート・マップ」を作成するものです。これを授業の前に作成することで，単元のコースアウトライン（単元構成）ができあがるとともに，授業評価に生かすことができます。つまり，「思考過程のモデル図を用いて，学級全体や抽出児の思考の変容を追跡したり，教師の意図とのずれを分析したりすることができる」[2]ということを意味しています。もち

ろん，この「思考のルート・マップ」をもつことで，教師は子どもの多様な反応や応答を柔軟に扱うことができるようになります。

　ところで，水越は，何回も試行を繰り返し，カード法による思考過程のモデル図作成の手順を次のように開発しました。

❶入口（普通は学習問題），中間点，そして出口（普通は本時や小単元のまとめ）の3か所は共通にします。

❷それらの間における子どもの思考のつながり，ひろがりを可能な限り予想します。カード1枚に1項目を子どもの言葉で書きます。

❸予想した思考の筋道は，カードに1 2 3……の番号であらわします。

❹1つの考えに関連して，幾通りかの変種が予想される場合は，1-a，1-bというような記号を付記しておきます。

❺各教師は，自分が記入し終ったカードを番号順に並べます。

❻各自が並べたもののなかから，共通する，あるいは重複するカードを見つけ，それを取り出してひとまとめにします。

❼❻でまとめた共通カードについて，縦の系列的な関係を考えて線で結んでいきます。

❽縦の系列ができたら，授業過程を想定して，横の関係を調節します。例えば，予想を立てる段階のカードだけをそろえます。

❾全体を見渡して，「ありうるカード」を補充したり，縦横の配列を調整します。

　このように，「思考過程のモデル図づくり」は授業の設計・実施・評価のすべての側面にかかわることができます。それは，教育現場が求める授業研究の方法論であり，授業研究の技法であるといえます。

■カンファレンスによる授業研究

　稲垣忠彦と佐藤学[3]は，1980年代はじめから，「授業のカンファレンス」として事例研究を展開してきました。それは，「医師が研修病院や臨床研究会で，臨床の事例に基づき，その事例に対する参加者の判断を出しあって検討をすすめ，より適切な診断を求めるとともに，そのような検討を通してプロフェッションとしての医師の力量を高めていくように，授業においても実践の事例に即して検討を行い，それをプロフェッションとしての成長の基盤にする」という提案です。というのも，学校は，複数の専門家による共同的実践の場という意味において，研修病院と同じ性格をもっていると，稲垣らは考えたからです。まさに，学校も研修病院も「**専門的な学習共同体**」だといえます。

　なお，「授業のカンファレンス」の方法は次の通りです。

❶授業研究の中心は，共同でみる授業，またはビデオによる授業の記録です。

❷研究会では，その授業に対する意見，判断を交換し，相互に授業を見る目をひろげ，深めていきます。

❸同じ教材を用いて2人の教師がそれぞれに自分の案で独自に授業を行い，その比較を通

して，それぞれの授業の特質や問題点を検討します。なお，2つの授業の比較は，いずれかの優劣を評定するものではなく，それぞれの授業の意義と問題点を検討することによって授業に対する理解や知見をひろげるためです。

■ リフレクションによる授業研究

澤本和子[4]によれば，「教師が自分の教育実践の振り返りをとおして，自己の教育実践上の弱点とよさを自覚し，力量形成を実現する」ことが，リフレクションによる授業研究の目的です。そこでは，「いつもの自分とちょっと距離を置いて自分を見る」ことがポイントとなります。つまり，教師にとっては，**リフレクション（振り返り）**から得た「気づき」は，外部から指摘された評価や指導の言葉よりも，自分で「そうだったのか」と納得しやすく，実践的知識として教師の内面に蓄積し利用しやすくなるからです。

澤本は，授業リフレクションの方法として，「自己リフレクション」「対話的リフレクション」「集団的リフレクション」の3つを提案しています。

まず，「**自己リフレクション（セルフ・リフレクション）**」は，「自分の授業を第三者にもわかるように的確に記述し，自分の授業実践の意義や問題点を明らかにする。これを内省的に自己内対話で進める」方法です。次に，「**対話的リフレクション**」は，「授業者が1人ないし2人の相手と徹底的に討議する」方法です。そこでは，話し合いは焦点化されて，より深く授業の姿を浮き彫りにできるなど，次の「集団的リフレクション」とはひと味違ったものになります。

さらに，「**集団的リフレクション**」は，「授業者が用意した資料に基づいて，授業研究会での話し合いを中心に行われる」方法です。そこでは，さまざまな考え方や見方をする複数の参加者が授業者の気づかなかったことを言及してくれることが最大のメリットとなります。

なお，「対話的リフレクション」や「集団的リフレクション」での話し合いを経て，授業者は再度自分の授業実践を見直し，考察する「自己リフレクション」に戻ることが大切であると，澤本は指摘しています。

■ 再生刺激法による授業研究

再生刺激法は，授業中の生徒の学習活動を中断させることなく，授業における生徒の内面過程（認知・情意過程）を把握する方法として開発されたものです[5]。

その方法と手順は，①授業のビデオ録画，②ポイントとなる授業場面の選択，③質問紙による生徒の自己報告（授業終了後，ビデオ録画された授業を生徒に視聴させながら，ポイントとなる授業場面でビデオを一時停止し，授業中に「考えていたこと」や「感じていたこと」を質問紙によって自己報告させます），④自己報告の分析の4つの過程からなり

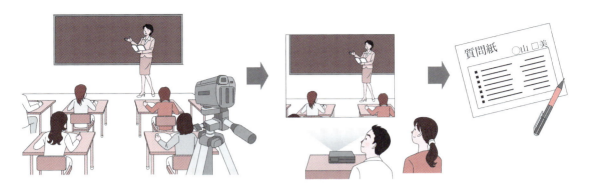

図 2-5　再生刺激法の手順

ます（図 2-5）。

　このような方法によって把握された生徒1人ひとりの内面過程についての結果を教師にフィードバックします。そうすることによって，「生徒の自己評価」と「教師による生徒評価」とのズレを教師に意識化させることができます。つまり，「どのような授業場面でズレが大きいのか」「どの生徒に対するズレが大きいのか」「なぜそのようなズレが生じたのか」などについて，教師に省察させることができます。そして，それらの一連の思考過程を通して，教師は「教材内容に関連した生徒についての知識」を形成していくことが期待できるのです。このことは，「生徒についての読み」という教師がもっている発達課題を解決することにつながるのです。

■カード構造化法による授業研究

　藤岡完治[6]は，教師は「教える人」であるばかりではなく，「実践の研究者」であるという視点にたって，教師は自分の授業を語る言語（＝「私的言語」）をもつ必要があることを強調しています。それが，**カード構造化法**とよばれる授業研究法です。そして，「教師の成長（人間的成長と職能成長）は私的言語の洗練と解釈力の高まりとして経験される」と，藤岡は考えています。

　なお，「カード構造化法」は，次の手順と方法で行われます。

❶現象カードの記述を行います。そこでは，ちょうど1枚の写真やVTRの一画面を見るような感じで，気になっている授業現象を視覚化して考えます。その際，小学校高学年に伝わるような抽象度の低い言語表現を心がけます。

❷現象カードの記述を明確化・焦点化します。

❸関連カード（私的言語）による表現を行います。なお，当該の現象を記述した「現象カード」に対して，次々に思い浮かぶことを書きおこしたカードを「関連カード」と呼んでいます。

❹関連カードを分類し，ラベリングを行います。まず，関連カードをシャッフルした後，カード全体を2つの山に並べ換えます。さらに，分けられた山の命名をします。
❺ラベリングされた山（関連カード）の関係構造図（ツリー）を作成します。

このようにして作成されたカード構造図は，授業者の「私的言語」を反映したものとなります。まさに，「それは，教師が自分の知覚や意思決定の特徴に気づいたり，自分の授業に潜んでいる潜在構造を発見する」ことでもあります。

ワークショップ型授業研究

村川雅弘[7]は，**ワークショップ型授業研究**を全国各地の学校や教育センターで展開しています。もちろん，そのねらいは，授業改善のためです。そして，その手法は次の通りです。

❶授業参観者は，授業について気づいたことを付せんに書きます。その場合に，参観中に書く方法と参観後に書く方法があります。前者の場合は，事前に配付し，書く際の約束（例えば，付せんの色と記述内容＝「よかった点は黄色」「問題や改善すべき点は水色」「アドバイスはピンク」など）を伝えておく必要があります。後者では，配付された授業案や自分のノートにメモしておき，ワークショップの前に付せんに転記します。もちろん，それぞれの方法には長所と短所があります。

❷授業参観者が小グループ（3〜5名）に分かれて，書かれた付せんを整理します。なお，整理の仕方にはいくつかの方法があります。ここでは，「KJ法」「短冊方式」「マトリックス法」を紹介します。

- 「**KJ法**」は，文化人類学者の川喜田二郎によって開発されたもので，野外で観察して得た情報を整理して，新たな発見を引き出そうとする手法ですが，授業研究では，同じような記述内容の付せんをひとまとめにして線で囲み，小見出しをつけます。次に，このようにグループ化された付せんの関係を分析して，その関係を矢印などで示します。
- 「**短冊方式**」は，KJ法を簡略化したものです。各自が書いた付せんの簡単なグループ分けが終わった時点で，KJ法による構造化まで行わずに，代表的な記述やポイントを短冊に書きます。そうすることによって，時間が短縮されるだけでなく，各グループの結果を学校全体で集約するのに有効です。
- 「**マトリックス法**」は，模造紙の行（タテ）の部分を「成果やよかった点」「問題点や改善すべき点」「助言・手立て」とし，列（ヨコ）の部分を「授業分析の視点（例えば，子ども同士のかかわり，学習意欲の喚起，その他）」とします。そして，参観者は各自が書いた付せんを該当するセル内に置き，付せんの整理，構造化を図ります。

❸各グループがつくり上げた成果物（付せんを構造化したもの）を，短時間でもよいのですべてのグループが発表し，学校全体で共通理解します。その際，発表者だけが前に出るのではなく，グループのメンバー全員で発表に臨みます。

ワークショップ後には，授業改善プランができあがっていることが大切です。

3 各授業研究法の特徴と意義

前述した7つの授業研究法を「授業設計・実施・評価・改善」の視点で整理してみましょう（表2-1）。

授業設計をメインにしているのは，「教材の次元分け」と「思考過程のモデル図づくり」です。そして，授業実施をメインにしているのは，「再生刺激法」です。さらに，授業評価をメインにしているのは，「カンファレンス」「リフレクション」「カード構造化法」「ワークショップ」です。このように，授業評価に焦点をあてている授業研究法が多いことがわかります。

さらに，これらの授業研究法の意義を，吉崎の「授業についての教師の知識領域」[8]に基づいて検討してみます。

吉崎は，図2-6に示されるような7つの知識領域を提案しています。①教材内容についての知識（領域1），②教授方法についての知識（領域2），③生徒についての知識（領域3），④教材内容と教授方法についての知識（領域A），⑤教材内容と生徒についての知識（領域B），⑥教授方法と生徒についての知識（領域C），⑦教材内容，教授方法，生徒についての知識（領域D）です。

そして，これら7つの授業研究法の意義は，表2-2に示されています。「教材の次元分け」が，教師の「1.教材内容についての知識」を豊かにします。そして，「再生刺激法」が，教師の「B.教材内容と生徒についての複合的知識」を豊かにします。さらに，その他の5つの授業研究法は，教師の「D.教材内容，教授方法，生徒についての複合的知識」を豊かにするのです。

表2-1 授業設計・実施・評価・改善の視点からみた各授業研究法の特徴

授業研究法	授業設計	授業実施	授業評価	授業改善
教材の次元分け	◎	○	○	○
思考過程のモデル図づくり	◎	○	○	○
カンファレンス	○	○	◎	○
リフレクション	○	○	◎	○
再生刺激法		◎	○	○
カード構造化法		○	◎	○
ワークショップ		○	◎	○

注）◎は各授業研究法の提案者がメインに扱った授業研究の側面であり，○はサブに扱った授業研究の側面です。

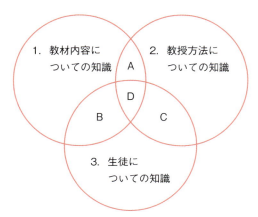

図 2-6 授業についての教師の知識領域
〔吉崎静夫：授業研究と教師教育（1）——教師の知識領域を媒介として．教育方法学研究，13：11-17，1987〕

表 2-2 7つの授業研究法の意義

授業研究法	意義
教材の次元分け	教師の「1. 教材内容についての知識」を豊かにする
思考過程のモデル図づくり	教師の「D. 教材内容，教授方法，生徒についての複合的知識」を豊かにする
カンファレンス	教師の「D. 教材内容，教授方法，生徒についての複合的知識」を豊かにする
リフレクション	教師の「D. 教材内容，教授方法，生徒についての複合的知識」を豊かにする
再生刺激法	教師の「B. 教材内容と生徒についての複合的知識」を豊かにする
カード構造化	教師の「D. 教材内容，教授方法，生徒についての複合的知識」を豊かにする
ワークショップ	教師の「D. 教材内容，教授方法，生徒についての複合的知識」を豊かにする

4　一人称，二人称，三人称としての授業研究

　一人称としての授業研究は，教師が自らの授業実践を対象に，その授業を改善するために研究することです。その特徴は，表2-3に示されているように，当事者性（主体的なかかわり）が大きく，客観性が低くなりがちなことです。そこで，一人称としての授業研究の課題は，少しでも客観性を高めることにあります。そのためには，その授業を録画したビデオを鏡的に利用したり，授業を観察した同僚教師と対話をすることによって，自らの授業実践を冷静に振り返ること（リフレクション）が求められます。

　二人称としての授業研究は，授業実践者と共同で，その授業を改善するために研究する

表2-3 一人称，二人称，三人称としての授業研究の特徴

	当事者性	客観性
一人称としての授業研究	大	低
二人称としての授業研究	中	中
三人称としての授業研究	小	高

ことです。具体的には，学外の研究者（あるいは同僚教師）が授業者と共同で授業を設計したり，授業後に授業者と授業について対話をし，授業改善のための手立てを探ることです。その特徴は，当事者性と客観性が中程度だということにあります。このことは，当事者性と客観性のバランスがほどほどにとれていることを意味します。そこで，学外の研究者（あるいは同僚教師）に求められることは，授業者が置かれている状況（文脈）をふまえながら，授業づくりのためのヒントを示すことにあります。例えば，「他の学校ではこのような状況で○○のような手立てを試みた」ことを伝えたり，「○○のような教育理論からこのようなことが示唆される」ことを知らせることです。

　三人称としての授業研究は，授業者の了解を得て，ひたすら第三者の立場から授業実践を観察・考察して，その授業実践に関わる要因や要因間の関係を記述することです。その特徴は，一人称の授業研究とは逆に，当事者性が小さくて，客観性が高いことにあります。したがって，三人称としての授業研究の課題は，少しでも当事者性を大きくすることです。そのためには，何のために授業研究をしているのかをあらためて認識しながら，その研究成果を授業改善にどうすれば少しでも結びつけることができるのかを深く考える必要があります。

■引用文献
1）坂元　昂：授業改造の技法．p.203，明治図書，1980．
2）水越敏行：授業研究の方法論．p.186，明治図書，1987．
3）稲垣忠彦，佐藤学：授業研究入門．岩波書店，1996．
4）澤本和子，お茶の水国語研究会（編）：わかる・楽しい説明文授業の創造 教師のための国語科授業研究——授業リフレクション研究のススメ．東洋館出版社，1996．
5）吉崎静夫：デザイナーとしての教師 アクターとしての教師．金子書房，1997．
6）藤岡完治：関わることへの意志——教育の根源．国土社，2000．
7）村川雅弘（編）：「ワークショップ型校内研修」で学校が変わる 学校を変える．教育開発研究所，2010．
8）吉崎静夫：授業研究と教師教育(1)——教師の知識領域を媒介として．教育方法学研究，13：11-17，1987．

第2部

授業研究の実践

3 ●質の高い学習・学力を育む授業への改善
看護の基礎力を伸ばしたい

> **今回の授業研究でめざすこと**
>
> 看護学生に基礎的・基本的な知識・技能を習得させるためには，どのように授業をつくり，どのように授業を改善していけばよいだろうか？

　　看護学生に基礎的・基本的な知識・技能を習得させる授業づくりには，授業研究をどう活用するとよいのでしょうか。

　　今日の学校では，「確かな学力」をキーワードに，「基礎的・基本的な知識・技能の習得（定着）」「知識・技能を活用して問題解決に必要な思考力，判断力，表現力の育成」「学習意欲の向上」をめざす教育が求められています。このことは，看護教育を担う専門学校や大学でも同様であるといえます。

■ 看護学生に基礎的・基本的な知識・技能を習得させる授業づくり

　　ここで取り上げる事例は，1年生40名を対象として行われた，A看護専門学校のB先生の授業です。この授業は，単元「ヘルスアセスメント（30時間扱い）」の17,18時間目に当たります。なお，「ヘルスアセスメント」は「基礎看護学」のなかに位置づけられています。

P 授業設計（授業構想と授業案の作成）

　　担当教員のB先生は，表3-1のような授業案を作成しました。

■ 展開での工夫

　　息苦しさを訴えて受診した患者さんの事例が紹介され，問診，視診，触診，打診，聴診の順に，
①一般的な問診のフィジカルイグザミネーションの視点
②問診で得られる事例情報
③問診で得られた事例情報のアセスメント
といったように，一般的知識に続いてその活用方法が示されていくという構成でした。

表3-1 作成した授業案

学習目標		
●呼吸器系のフィジカルイグザミネーションがわかる ●呼吸器系のフィジカルアセスメントの視点がわかる ●異常呼吸音の種類・音の違いをとらえる		
授業案		
導　入	フィジカルイグザミネーションとは何か	⇒既習内容の想起
展　開	●フィジカルイグザミネーションとアセスメントの実際　●バイタルサイン測定と問診からのフィジカルアセスメント　●視診からのフィジカルアセスメント　●触診・打診によるフィジカルイグザミネーション　●聴診からのフィジカルアセスメント　●事例の患者さんの呼吸器系のフィジカルアセスメントのまとめ ●異常呼吸音の聴き分け(演習)	⇒1人の事例を通して，主なフィジカルイグザミネーション(問診，視診，触診，打診，聴診)の手法を解説する ⇒聴診の技術を演習方式で学習する
まとめ		

　教員が,「一般的な問診のフィジカルイグザミネーションの視点」という一般的な知識（基礎的・基本的な知識）を用いて事例情報をアセスメント（思考・判断・表現）してみせることによって，学習者が，基礎的・基本的な知識の習得の必要性と，習得した知識を1人ひとりの対象者（患者）の状況に合わせて適切に活用する方法について学ぶことをねらった構成であることがわかります。

　この構成に至った背景には，「これまでの授業では，一般的な知識で1コマ，事例で1コマの授業を計画していたが，授業時間が分かれることによって，一般的な知識を発展させたところに実際の事例がある，というつながりが学生にとって見えづらくなっている印象があった。それではせっかく学んだ基礎的・基本的な知識を生かせないものになっていたことから，両者がつながるような授業構成にしたい」という教員の思いがありました。

　呼吸音の聴取方法について，学生は以前の授業ですでに学習しています。そこで，今回の展開の最後に組まれている異常呼吸音の聴き分けの演習では，その目的が「異常呼吸音を実際に聞いてみる」ことに焦点化されています。授業で得た知識をふまえて，実際に聴取した音がどのような異常音かをクイズ形式で問い，探求・調査する力を養う工夫と考えられます。

■ ミニ PDCA

　各回の授業設計を行うなかで，教員は意識的ではなくとも，自分自身で PDCA サイクルを回しています。授業後の学生の声や反応，小テストなどで把握した学生の知識の定着度から，改善のポイントを見つけることができます。

　例えば今回の授業設計では，「聴診」の視聴覚教材と解説の組み合わせとして，「異常音についてすべて説明したのちに視聴覚教材を見る」ように計画 (P) していたそうです。ところが，授業前日に模擬授業を行い見直してみた (D) ところ，授業者も見学者もわかりづらさを感じた (C) ことから，視聴覚教材の内容と解説が重複しないように，また，視聴覚教材のなかで使われている用語と解説で使う用語にずれがないように変更し，伝える内容を整理してわかりやすくした (A) とのことでした。

D 授業実施（授業観察とデータ収集）

■ 導入：到達目標の共有

　冒頭で，本時の3つの学習目標がパワーポイントで示されました。

　続いて，フィジカルイグザミネーションとは何か，既習内容の振り返りを交えながら，全体で確認していきました。

■ 展開①：基礎的・基本的知識の解説

　次に，「呼吸器のフィジカルアセスメント（呼吸運動が正常に行われているか，酸素の取り込みと二酸化炭素の排泄がうまく行われているかを評価すること）」のために，問診，視診，触診，打診，聴診によって主観的情報と客観的情報を得る必要があることが，パワーポイント資料，プリント資料，DVD 資料を駆使して解説されました。

■ 展開②：知識を実践と結びつける

　一般的な知識を実践に結びつける工夫として，1人の事例に基づいて解説が行われ，ここでは「外出時に階段を上がろうとして息苦しくなり，動けなくなった」60 歳代の男性の事例を用いて解説が進められました。なお，ここであげた展開①と展開②は，実際の授業では並行しながら行われています。

> ■ **教材の工夫**
> - 限られた時間で基礎的・基本的な知識についての学習が進められるよう，配付資料や教材の選択・作成にはそれぞれ工夫がされています。
> - 本事例では，配付資料には問診・視診・触診・打診・聴診での観察項目や正常な状態などについての情報が具体的に掲載されていました。また，それらを観察するための関連資料が，図や写真として添付されていました。
> - さらに，基礎的・基本的知識と，事例の情報，事例のアセスメント（思考過程）の内容が混乱しないように，配付資料のそれぞれを異なる色枠で囲み，区別しやすくしてありました。
> - 視聴覚教材は，パワーポイントのイラストや写真で視覚を，DVDで視覚・聴覚を，シミュレーションモデルで聴覚・触覚を，といったように状況に合わせて活用し，教科書を目で追うだけでなく，学生の感覚にも働きかけ，学生が体感して学べるよう工夫が行われていました。

■ 展開③：演習で体感する

続いて，シミュレータを使って，異常呼吸音の聴診の演習が行われました（図3-1）。40名の学生は8つのグループに分かれて，4台のシミュレータでの呼吸音（高調性連続性副雑音，低調性連続性副雑音，細かい断続性副雑音，粗い断続性副雑音）の聴取を行いました。

聴取後，クイズ形式で，シミュレータそれぞれがどの呼吸音だったかを確認していきました。初めての聴取だっただけに，多くの学生には相当に難しかったようです。一方で，演習を体験することで，フィジカルイグザミネーション（呼吸音の聴取など）は練習を重ねて技術を習得していくことが大切であると，学生は身をもって学んだようです。

なお，授業中に，授業者は次のような感想をもっていました。

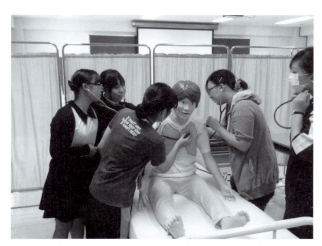

図3-1 シミュレータを使って異常呼吸音の聴診をする学生の様子

「演習をしているとき，学生は予想以上に楽しそうでした。その場で授業進行を変更することは行いませんでしたが，演習ベースの授業のほうが，学生が主体的に学べるかもしれないと思いました」

このように，この授業は授業案を途中で変更せず，予定通りに展開されましたが，学生が主体的に参加できる演習形態をもっと取り入れる必要がある，と授業者は感じていました。というのも，基礎的・基本的な知識を習得させるという授業目標のもとでは，どうしても講義型（解説型）の授業形態が多くなりがちだからです。

C 授業評価（データ整理・分析と授業検討会）

◾ 授業者自身の振り返り

まず，授業者が，本日の授業について振り返りました。

「授業内容が盛りだくさんで，一方的に伝えることが多い授業であった」

「もっと活動を取り入れると，学生が楽しめる授業になったのではないか」

なお，これらの点に関して，授業後に学生に対して行われたアンケートでは，「打診や触診についてもやってみたかった」「聴診だけでなく他の技術にも関心をもつことができた」という記述が多くみられました。

◾ 参観者の気づきからの振り返り

次に，授業者が検討会で議論してほしいと考えている授業場面を選びました。

それは，展開②の問診の解説の場面でした。その理由は，「呼吸器系の構造や機能に異常がないかをどうか問診すること」が呼吸器のフィジカルアセスメントにとっていかに大切なことか，さらに問診によってどのような主観的情報を得る必要があるか，学生にうまく伝わっていなかったのではないかと，授業者が気になっていたからです。

「問診についての一般資料（自覚症状，喫煙歴，生活歴，職業歴，家族歴，既往歴）と事例資料（バイタルサイン，呼吸に関する情報など）の２つがあって情報が多いために，学生は授業者の説明（解説）についていくのが大変な様子であった」

「事例のなかの患者が苦しいと言っているのに，こんなに多くの事柄（項目）を聞く必要があるのか。この場面での事例への問診内容は細かすぎるのではないか」

「看護師がとる問診の意味を学生に考えさせてほしかった。医師がとる問診とは違うのではないか」

「（授業検討会で）話し合うことによって，看護の核が見えてきた。実習において，学生はとにかく相手（患者）が見えてなくて，あれもこれも聞かなくてはいけないと思いがちである。しかし，問診で大切なことは，患者が今どんな状態で何から聞かなくてはいけないかをケアをしながら考えることである」

このように，授業検討会での話し合いは，単なる知識・技能の習得の問題にとどまらず，看護の本質にまで及びました。

授業改善（授業改善案の作成）

　今回の授業では，一般的（基礎的・基本的）な知識を発展させたところに実際の事例がある，というつながりが見えるような工夫を行っており，そこには「臨床で活用できる基礎的・基本的な知識・技能を身につけてほしい」という教員の思いがありました。それに対して，「綿密な構成が考えられていて，授業者のねらいである『つながり』が伝わってきた」「点と点がつながって総合的な診断につながるのだという思いと，それが資料の図に表現されていたことが印象的」といった意見もありました。これらの意見は，基礎的な知識として伝えたことが，事例にあげた患者の状態を把握するなかに生かされていたことを示したものだと思います。

　授業者からは「（領域内で）相談しながらやってきたことがよかったかな」「新たな視点が広がった」という声が聞かれました。これまでの取り組みにより授業を改善できた実感が得られた授業検討会でした。

　また，学生からのアンケートに「いろいろ考えなければいけないので難しいと感じた」という意見があったことを取り上げ，授業者は「フィジカルアセスメントを理解することは，学生にとって難しいことではあるが，学生同士で話し合ったり，考えたりする時間を確保することで，『フィジカルアセスメントができた』と思える授業にしたい」と話していました。

　基礎的・基本的な知識や技能を，講義型の授業形態のなかでも学生が主体的に学べる授業構成に向けて，授業改善案が検討・作成されていくと思われます。そのための具体的な方向性として，「授業評価」であげられていた「授業内容の量の調整」「事例と基礎知識を教える順序（構成）・方法」の検討という課題が明確になっています。

> **Point　授業研究でここが変わる！**
> - 一般的な知識と臨床での実際の事例とのつながりを学生に意識させる構成を検討できる
> - 学生の探究型学力を養うための内容・授業方法の調整ができる
> - 事例と基礎知識を考える順序（授業構成）・方法を工夫できる

■ 基礎型・活用型・探究型学力の相互関係

　看護教育における「基礎型学力（基礎的な知識・技能の習得）」を考える前に，学校教育における**基礎型・活用型・探究型学力の相互関係**について説明します。というのも，学校教育との関連を理解することによって，看護教育における基礎型学力の意味が一層よくわかるからです。

　新学習指導要領では，図3-2 に示されるような3つの学力の相互関係を考慮しながら，授業をデザインし，実践することがポイントとなります。つまり，基礎的・基本的な知

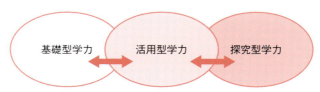

図 3-2　3つの学力の相互関係
（吉崎静夫：事例から学ぶ　活用型学力が育つ授業デザイン．ぎょうせい，2008．）

識・技能の習得（基礎型学力）と，課題を発見・追究する力（探究型学力）との間に，知識・技能を実際に活用する力（活用型学力）を位置づけることを意味しています。

■ 基礎型学力とは

基礎型学力とは，「読み，書き，計算」といった学力と，学習指導要領で明示されている目標と内容に基づく教科などの学力からなります。

前者は，国語や算数・数学ばかりでなく，**すべての教科学習の基礎**となるものです。例えば，社会科の学習においても教科書や資料集を「読む力」が基礎となっているし，理科の学習においても実験や観察で集めたデータを分析する際に「計算する力」がどうしても必要となります。そして，この学力は，学校教育ばかりでなく，子どもたちの将来の社会生活（仕事，日常生活，余暇など）の土台となるものです。

後者は，**各教科の基礎的・基本的な知識や技能の習得**です。そこでは，つまずきやすい内容の確実な習得を図るための「繰り返し学習」や「補充的な学習」がポイントとなります。

■ 活用型学力とは

活用型学力とは，教科学習で**習得した知識・技能をさまざまな学習場面で適切に活用できる力**のことです。具体的には，探究学習や問題解決学習につながる思考・判断・表現力のことです。

知識・技能の活用の仕方には，①新たな知識・技能の習得のために既習の知識・技能を活用する，②発展的課題（応用問題）で知識・技能を活用する，③学校内外の実生活場面（実生活に関連した課題）で知識・技能を活用する，④ある教科（国語，算数など）で習得した知識・技能を他教科や総合的な学習で活用する，の4つがあります。

■ 探究型学力とは

探究型学力とは，教科などでつちかった学力をふまえながら，**子ども自身が課題を設定し，追究する学力**です。

総合的な学習は，まさにこの学力を育てることにあります。そこで期待されている学力は，「問題意識」「課題発見力」「計画力」「調査力」「情報活用力」「表現力」「自己評価力」などです。

ただし，教育関係者の間では，これまで，各教科における知識・技能を活用する学習活

動が十分ではなかったことから，各教科での知識・技能の習得と，総合的な学習の時間での課題解決的な学習や探究活動との間に段階的なつながりが乏しくなっていることへの強い懸念が指摘されています。

■ 基礎看護学における「基礎的・基本的な知識・技能」育成のポイント

　学校教育における基礎型学力を看護教育に置き換えてみると，まさに基礎看護学での学習内容がそれに該当すると思います。カリキュラムの構造においても，基礎看護学は専門科目Ⅰとして，専門科目Ⅱの土台である，という位置づけです。

　基礎的知識・技術の習得というと，例えば観察場面では，「学習したすべての観察項目をもれなく正確に記述できること」や「観察できること」を到達目標と考えがちです。確かにそれも必要なのですが，観察には目的があり，また観察したことが基準や標準と比べてどうなのか，という判断までもが求められます。つまり，看護の場には看護の対象者（患者）が存在し，看護の対象者にとって何が優先されるのか，という判断があったうえでの基礎的・基本的な知識・技能の習得が重要であり，判断も含めたものを基礎的，というのではないかと思います。

　ここでいう判断とは，その患者のアセスメント（必要な看護を導き出すための患者の状態の解釈・分析・判断）という意味ではなく，例えば，今回取り上げた授業の事例でいえば，「目の前の患者さんが苦しいと言っている」ことが自覚されている（目に入っている・意識されている）ということです。そうすれば，問診においてもおのずとその量だけでなく，聞く順序，聞き方も変わってくるだろうと思います。看護教育における基礎的・基本的な知識・技能の習得ということを考えるうえで，特に基礎看護学においては，上記のことを教員自身がしっかりと認識しておくことが必要ではないかと思います。

　基礎看護学は，専門科目のなかでも，最初に学習しますが，その学習内容である人間・健康・環境・看護といった重要概念や看護倫理，看護の変遷などを理解していくことはとても難しいことだと思います。初めて看護の世界に触れる学生にとって，その難しさは学習する内容の抽象度が高いことに加えて，耳慣れない用語や言葉がたくさん出てくることであったり，答えは1つではなくさまざまな考え方があったりすることによるものが大きいのではないかと感じます。

　「基礎的・基本的な知識・技能」の育成ポイントとして，初めて出会う言葉や概念などについて，十分留意し，意識して使用すること，ていねいに説明することが必要だと思います。例えば，「看護」という言葉は，大きな概念として使うこともありますし，1つの看護援助を指す場合もあります。「清潔」「不潔」なども状況によって意味する内容が変わってきます。学生に伝える際，それらがわかるように伝えていかなければ混乱を招いてしまいます。

　また，初めて見たり聞いたりすること・もの（これまでに経験のない専門的な知識や技能）については，あらかじめその概念をもっていないので，実物提示や例示，実際にやっ

てみる体験も理解を促進するうえで重要だと思います。すべて体験しなければわからないでは困りますが，例えば，呼吸音や心音など，説明を受けて視聴覚教材で聞いたとしても，自分たちが聴診器を使って初めて聞こえた時，「おおっ！」「あぁー」と思わず声が出て，確かなものとして実感するわかり方は別格です。さらに，多い・少ない（摂取量や排泄物の量など），強い・弱い（マンシェットや包帯の巻き加減，駆血帯のかけ具合など），色や大きさなど，判断を伴うものについてはその基準を具体的に示す必要があります。それこそが，経験がないのでわからない部分です。

次にポイントとなるのは，**学習の順序性を意識すること**です。特に基礎看護学においてはこれが重要だと考えます。例えば，「排泄」の学習前には「更衣」の学習が終わっていなければ排泄前後の寝衣を整えることができませんし，滅菌や消毒の概念が理解できていなければ滅菌物を扱うのは難しい，といったことです。臨床での経験事例などを話すことは学生の興味関心を高めるものですが，そのようなときにも，何をどこまで学習しているかをふまえて選択しなければ，かえって混乱をもたらす場合があります。

看護技術の習得に向けて，教員がデモンストレーションを行うことは，よくあることです。教員が「デモンストレーション」を行う場合，教員がスムーズにできる姿を見せただけでは，学生は「できる」にはなりません。それは，素人である学生に見える行為と，専門家が行っている看護行為には大きな隔たりがあるからです。看護という特殊な領域では，専門家の看護援助（行為）は，それを受ける患者の中に溶け込んでおり，その専門性は見えにくいのです。「先生がやっているのを見ると簡単そうだったのに，自分でやってみると難しくてうまくいかない」といった声を聴いたことがある方は多いのではないでしょうか。そのような看護行為を学生に「デモンストレーション」するということは，そこに含まれている専門性について，1つひとつ分解し読み解き，それを行動で示したり，言葉で解説するなどによって学生に見えるようにすることだと思います。

■参考文献
- 吉崎静夫：事例から学ぶ　活用型学力が育つ授業デザイン．ぎょうせい，2008．

● 質の高い学習・学力を育む授業への改善

4 実践につながる思考力・判断力・表現力を育てたい

> 今回の授業研究でめざすこと

看護学生の思考力・判断力・表現力を育てるためには，どのように授業をつくり，どのように授業を改善していけばよいだろうか？

看護学生の思考力・判断力・表現力を育てるためには，どのような授業づくり（授業研究）を行ったらよいのでしょうか。

■ 看護学生の思考力・判断力・表現力を育てる授業づくり

事例には，2年生40名を対象として行われた，C看護専門学校のD先生の授業を取り上げます。この授業は，科目「健康危機状況における看護（30時間）」の最終の2時間です。つまり本時は，「健康危機状況にある看護」のまとめとしての意味があります。なお，「健康危機状況における看護」は専門科目Ⅱ「成人看護学」のなかに位置づけられており，成人看護学実習Ⅱ「健康の危機状況にある人の看護実習」につながっています。

P 授業設計（授業構想と授業案の作成）

■ 授業構成のねらい

D先生は，健康危機状況における看護のまとめとして，「グループワークでパフォーマンス課題に取り組むことで，既習の知識の確認，判断の根拠の確認となるような課題になるように考慮した」授業を計画しました。そこには，「健康危機状況にある患者はいつ急変するかわからない。そのときに瞬時に判断を求められる。時間的な制約のあるなかでも自分で考えられるようになってほしい」という期待，さらに3年次の統合実習や卒業後の姿までを視野に入れた，教員の思いがありました。

■ パフォーマンス課題

D先生は，授業のまとめとなるスライドで，パフォーマンス課題について学生に次のように解説しています。「パフォーマンス課題とは，『リアルな文脈のなかで，知識やスキルを応用・総合しつつ使いこなすことを求めるような課題』です。課題を模造紙などに描くことで，断片的な知識を結びつけることができ，概念を形成しやすくなります。また，学んだ知識を活用し，現実に起こりうる問題を自分なりに推論することで，活用する力を身につけることができます」。さらに口頭でも，「卒業して1年目，2年目でも，自分の考えをちゃんともって，相手に，先輩にも意見できる看護師になってほしい。自分で考えて判断できる看護師になってほしい」と話されていました。

パフォーマンス課題を用いたこの授業は，「考えて」「意見できる」「判断できる」，すなわち本章のテーマである「実践につながる思考力・判断力・表現力」の修得をめざす取り組みとなっています。

■ 展開での工夫

担当教員のD先生が作成した授業案は，表4-1のとおりです。今回は，胃がんで，胃幽門側切除術を受けた術後1日目の患者の状態をとらえ，「早期離床の援助」を「実施する」「実施しない」の判断を根拠とともに発表することを求めました。グループワークの時

表4-1 作成した授業案

学習目標		
● 既習学習を活用し，現在の患者の状態と照らし合わせて，「早期離床の援助」を，「実施する」「実施しない」の判断について考えることができる		
授業案		
導　入	グループワークの説明（5分）	⇒学習のねらいと課題，グループワークの視点の確認 　グループワークの方法の理解
展　開	グループワーク（35分） 「胃がんのため，胃幽門側切除術を受けた患者　術後1日目」 　患者の状態を考えるための情報を提示 ［グループワークの目標］ 　早期離床の援助を「実施するか」「しないか」 ● 模造紙に結論と，結論に至った根拠となる知識を整理	⇒これまでに学んだ知識の活用 ● グループワークでの取り組み ● 事例の状況をアセスメント ● 早期離床の援助を実施するか否かの判断を根拠とともに示す
	各グループの発表：6グループ （1グループあたり7分）	
まとめ	（10分）	

表 4-2 学生に提示したグループワークの実施方法と目標

1．グループワークの方法
1）6グループに分かれて行う　　　2）司会・進行役，書記を決定する 3）発表者を決める　　　　　　　　4）発表者の意見を批判しない
2．グループワークの視点
現在の患者さんの状況をアセスメントする 　　（ポイント！）　①今まで学習してきた知識を活用する 　　　　　　　　　②事例に提示されている情報から考える
3．看護学生として，早期離床を「実施する」か「実施しない」か，グループとしての結論を出す
4．その結論に至った根拠となる「知識」を模造紙に書いて発表する。書き方は自由

間は35分間とし，その時間で何を行うか（目標とワークの実施方法）を学生に冒頭で提示することとしました（表4-2）。

　D先生は，本時と同内容の授業をもう一方のクラスですでに行っていました。その時には，グループワークの時間を25分，発表を1グループ9分で行ったそうです。その際，グループワークの時間が少し不足していたと感じ，今回は10分延長して，35分間で行うように計画を修正していました。また，前のクラスで発表に9分は必要ないと感じたことをふまえて発表時間を7分に変更し，グループワークの時間延長に対応しています。

> ■ **グループワークで学ぶ効果**
>
> 　看護教育において，グループワークを取り入れた授業はとても多く，特徴の1つかもしれません。グループワークの目的の1つに「メンバー相互の話し合い，双方向での関心の交流を通して，参加者全員がもつ経験や背景を共有させることにより，課題の解決を図ったり，相互の共感を共有することによって，学習，動機づけ，必要な態度の形成に至る」[1]ことがあげられています。それは，学習者の主体的な活動を励まし，メンバー個々の思考力や課題解決力の発展にもつながります。これらは，看護を行う際に必要とされる重要な力です。

D 授業実施（授業観察とデータ収集）

　授業は，表4-1に示したとおり，「グループワークの説明」「グループワーク」「各グループの発表」「まとめ」という4つの分節で展開されました。

■ 導入：グループワークの説明

　冒頭で，この時間の学習目標とグループワークの方法が示されました。限られた時間で

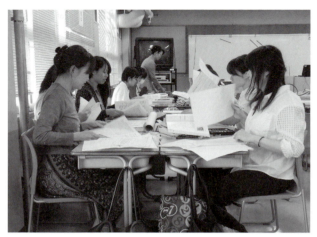

図 4-1 既習の学習内容（知識）を確認しながらグループワークを行っている学生たち

ワークを効果的に進められるように，グループメンバー，課題，準備するもの，演習の流れなどのオリエンテーションを事前に行いました。

■ 展開 ①：グループワーク

本時の中心的学習活動となるグループワークでは，まず，これまで学習してきた知識と事例の情報を活用し，「事例の患者（胃がんのため，胃幽門側切除術を受けて，術後 1 日目）」の状況を，グループごとにアセスメントしました（図 4-1）。次に，D 先生は，看護学生として早期離床を「実施する」か「実施しない」か，グループとしての結論を出すよう伝えました。ここでは，学習した知識を活用して臨床的な判断をすることが求められていました。

■ 展開 ②：各グループの発表

続いて，その結論に至った根拠となる「知識」をまとめた模造紙を使い，各グループの発表が行われました。授業者の D 先生は，各グループの発表を聞き，「予想以上に既習学習が活用された発表となり，学生の知識の定着を実感できた」という好印象をもっていました。

■ まとめ

授業のまとめとして，D 先生はまず，次のように話されました。

「臨床の現場で，特に健康危機にある患者さんはいつ急変するかわかりません。例えば離床時に，急に起立性低血圧を起こすこともあります。その時，離床をそのまま続けるのか，あるいは続けないか，といった瞬時の判断を看護師は求められます。今日のグループワークは，時間のプレッシャーがあってすごくやりづらくありませんでしたか。わざと私は『あと何分ですよ』と時間を強調していたのですが，気づいたでしょうか。現場ではそ

ういう制限時間を伝えてくれるものはありませんが，瞬時に判断をしなければならない場面は多くあります。少し時間のプレッシャーのあるなかでみなさんにも考えていただきたかったのです」

続いて，「そしてもう1つ，みなさんが3年生で行う統合実習のことを考えて，本日の授業を構成しました。私は，今勉強していることが土台となり，みなさんの実習や実践につながるといいなと思っています。今回グループで話し合ったように，自分の考えをちゃんともって，実習に行った時にちゃんと意見を述べられるようになってほしかったのです。（中略）今日は私の予想をはるかに超える準備をしてきてくれてうれしい，導き出した結論に，しっかりと根拠づけができていてすばらしいと思いました。すごいなと思っています。いろんなことを調べて，課題に取り組んでくれてよかった」と，この課題を取り入れた意図やその成果について学生に伝えました。

さらにD先生は，「卒業して1年目，2年目であっても，自分の考えをちゃんともって，相手に，ときには先輩にも意見ができるナースになってほしい。自分で考えて判断できるナースになってほしいなと思ったので，その下地づくりにもなると考え，パフォーマンス課題に取り組んでみました」と，卒業後も視野に入れた授業であったことを話しました。

C 授業評価（データ整理・分析と授業検討会）

◻ 学生の反応・フィードバック

この授業を受けた学生の主な感想は，次の通りです。

「今まで習っていたことをフル活用して頭をフル回転させることは大変だったけれど，とてもためになりました。自分で短時間で考えなくてはいけない場面は今後多くなると思うので，本日のことはとても役立ちそうです」

「初めてのパフォーマンス課題で難しかったです。特に時間がないなかで，グループの意見を紙面にまとめていくのが大変でした。今まで習った知識を使って総合的に判断して，自分の意見として発表できるよう，今後も学びを深めていきたいと思います」

「限られた時間でまとめるのは難しかったですが，総合的な知識の復習・学習になり，楽しかったです」

「今回の事例のように，臨床では，境界域での判断を要する機会が多くあると考えられる。特に，機序や基準値について正確に把握し，配付資料やテキストを丁寧に読み込んでいきたい」

このように，学生は本時の授業を肯定的に受けとめるとともに，これまでに学習した知識や技能を使って臨床場面で思考・判断する必要があることを強く意識しています。まさに，本時のねらいが学生に伝わっていることがわかります。

授業後，授業者，参観者を交えて，授業検討会を行いました。

まず，授業者が，本日の授業について振り返り，授業検討会で議論したい授業場面を2つ選びました。それらは，「展開①：グループワーク」と「まとめ」の場面でした。

[グループワーク]

■ 授業者自身の振り返り

授業者がグループワークにおいて気にしていたことは，次のようなことでした。

「最初なかなかワークが進まないグループがあったが，そのグループに介入することによって，その後は進むようになった。なお，グループ編成において，通常の8グループを今回は6グループにしたために，活発なグループとそうでないグループができてしまった。グループワークのメンバー構成で少し失敗してしまった」

> **■ グループの状況に応じた声掛け・アドバイス（介入）**
>
> グループワーク開始後，D先生は教室を回って各グループの状況を観察し，一番話し合いが始まっていないと思われたグループに介入し，グループワークの流れを意識づける工夫を行っていました。
>
> また，グループワーク後半でも，D先生は各グループを回って，判断の結論がついたかを確認し，まだ迷っているグループにはどこで迷っているかを聞いていったそうです。あるグループは，「胃管からの排液が血性から暗血性に変わってきている」というところの「暗血性」の判断に迷っていました。また，離床の判断そのものに迷っているグループもありました。このグループは，早期離床の定義があいまいであったため，その定義を説明したところ，理解が進んだとのことでした。このように，各グループの進行，理解度に合わせて，授業者がフォローアップを行っていることがわかります。

■ 参観者の気づきからの振り返り

参観者はこのグループワークについてどのように見ていたのでしょうか。付せんに書かれていたものによれば，次のような肯定的な意見と疑問がありました。

「だいたいのグループは，話し合いが活発になされていた。ファシリテーターの役割をする学生がいるグループでは特にそうだった」

「この課題はこれまでの学習を総合的に考えるのに適しているようだ」

「各グループに対する授業者の指導・助言は明確である」

「第2グループは役割分担が明確で能率がよい。一方で，役割が固定しているグループも見られた」

「リーダー役の学生がいないグループでは，なかなか議論に入れずにいる」

「どの資料を見たらよいのか困っている学生がいる」

「先生がグループに補足説明をしているときに，2, 3人の学生が先生の説明を聞かずにいた。グループ全員の学生にきちんと聞かせるべきである」

このように，グループワークに対する参観者の見方は肯定的なものが多いけれども，授業者の反省と同じように，グループ間や学生間の違いが指摘されています。このことは，グループワークの大きな課題であるといえます。特に，今回の学習課題のように，これまでに学んだ知識・技能を活用して臨床的な判断をしなければならない場合は，グループで

の話し合いがポイントとなるからです。

[まとめ]

◘ 授業者自身の振り返り

授業者が「まとめ」の場面で意図していたことは、次のようなことでした。

「看護師は判断をすることがとても大事である。これまでは講義は講義，実習は実習と分けてとらえているところがあった。しかし，講義においても臨床（実習）についての心構えや準備を話しておく必要がある」

◘ 参観者の気づきからの振り返り

この「まとめ」の場面について，同僚教員は次のようなコメントをしました。

「知識を実践に生かしていく看護師としての視点が，明確に授業のなかで示されていた。そして，テキストに書かれている知識を自分のなかに落とし込んで実習に向かっていこうというように，実習への動機づけがなされていた。まとめとしては有効だったと思う」

「学生は領域実習の前なので，他の教員からも動機づけはされている。しかし，D先生は，2年生のこの時期に3年生の最後に行う統合実習を見据えている。このような大きな視点からまとめを行っていることはとてもよかった。特に，患者のために看護師として何ができるのかを考えてほしいという，授業者の思いがよく伝わるまとめであった」

このように，本時の授業はこれからの実習に向けて学生を動機づけている点が，同僚教員から高く評価されています。

A 授業改善（授業改善案の作成）

グループワークから発表までの課題を，どのグループもおおむね35分間のなかでしっかり行えていたことから，授業者は，「学んだことをこのように生かすということは学生にわかってもらえた」と手ごたえを感じていました。また，この授業に先立ち行ったクラスでの実施をふまえて，グループワーク，発表時間を変更したことは適切だった，短時間で課題を達成できることを確認できたと判断されたうえで，「90分1コマでは，グループワークを行いさらに発表となると，時間が非常に厳しい。次回実施するならば，時間は180分2コマの時間をとって実施したい」と時間設定について改善案が述べられました。制限時間で行う課題と，オリエンテーションや発表，意見交換などもう少し時間をかけるところとが調整されていくと思います。

どの領域についてもいえることですが，特に，成人看護学での学習内容，特に周手術期の看護についての学習内容は，他の領域にも共通する「手術を受ける」ということ自体の基本的・基礎的知識や技術が多分に含まれています。それらの時間も確保したうえで，今回の学習内容にあてる時間を1コマ分確保するということは，この科目の授業構成，学習内容の組み立てなどについても検討されていくということになります。D先生は，これらを見据えての改善策をすでに構想しており，それが「180分2コマの時間をとって実施し

たい」との発言につながったのではないかと考えられます。

グループ編成についても「グループの人数をもう少し減らすことも可能です」「これまでの実習で一緒になった者同士がいるグループでは，比較的話が進められやすかったかも」と話されており，活発な話し合いができるグループ編成に向けて，一層の工夫が行われていくものと思われます。

D先生はグループワークを始める際に，「今日はこの科目最後の授業です。グループワークに必要な学習内容はすべて，みなさん学んできているはずです。わからないことはグループで互いに確認し，言い足りないことがないよう十分に話し合ってください」と学生たちに話しました。学生の既習学習想起を支援・促進し，それらに基づいて考えぬく授業への改善が継続して進められます。

> **Point　授業研究でここが変わる！**
> - 学生自身で考え，判断し，伝える力の修得をめざした授業内容を検討できる
> - グループワークのなかで，個々のグループの進行，到達度に応じた教員のかかわりが確認できる
> - グループワークを用いた授業の時間配分，内容，およびグループ編成の調整ができる
> - 実習に向けた学生への動機づけを意識し，「学習のまとめ」を考えることができる

小・中学校における活用型学力を育てる授業づくり

「看護教育における活用型学力を育てる授業づくり」のポイントを考えるうえでは，まず「小・中学校における活用型学力を育てる授業づくり」の具体例を検討してみることが参考になるかと思うので，ご紹介しましょう。

知識・技能の習得を活用へと結びつける

これからの授業では，知識・技能の「習得」と「活用」との関係を明確にして，これらを相乗的に育成する必要があります。つまり，国語や算数・数学などで習得した知識・技能を他教科や総合的な学習で活用させたり，学校内外の実生活場面で活用させる機会を授業のなかに設けることによって，思考力・判断力・表現力などを育成する必要があるのです。

1) 習得した知識・技能を他教科で活用させる

岡山県岡山市立津島小学校の三宅貴久子先生は，「わたしたちのくらしと政治」という単元名の6年生を対象とする社会科授業をデザインするにあたって，「児童がよく知っている，また利用している公共施設（例えば，学区内にある公民館）を，くらしと政治とのかかわりという視点で調べていくことで，自分なりに政治とのかかわりを見出していけるのではないか」[2]と発想しました。さらに，「公共施設（公民館）について取材したものをグループのみんなで共有化を図るために，ICTを活用させてはどうか」[2]と考えました。

本事例には，国語科で習得した知識・技能を社会科で活用する授業としての実践的意義があります。例えば，グループごとに課題をもって公共施設を訪問して，的確な情報収集活動を行っています。そこでは，国語科で習得した「質問する力」や「メモをとる力」などが活用されているのです。また，取材してきたことをコンピュータでまとめる活動を行っています。そこでは，国語科で習得した「情報を取捨・選択する力」や「書く力」などが活用されています。

2) 習得した知識・技能を総合的な学習で活用させる

　神奈川県相模原市立相原小学校の塚原千鶴子先生は，「中心をはっきりさせて書こう（活動報告を書こう）」という単元名の国語授業をデザインするにあたって，総合的な学習とリンクさせて，「伝えたい」「報告したい」という児童の気持ちを湧き立たせるような学習活動を発想しました。つまり，教師は，児童の実態を考えて，身近な「境川」を調べて報告文にまとめさせて，それを同じような活動を行っている他校の児童と交流させることを考えたのです。

　本事例の特徴は，「書く力」の育成をめざして，国語科と総合的な学習を連携させた授業をデザインしていることにあります。そして，国語科で身につけた「書く力」や「プレゼンする力（発表する力）」を総合的な学習の交流活動で活用させるとともに，総合的な学習で身近な川について関心をもって調査活動を展開した児童にその気づきや考えを国語授業で報告文にまとめさせています。

3) 習得した知識・技能を学校内外の実生活場面で活用させる

　お茶の水女子大学附属中学校の宗我部義則先生は，「言語表現と視点論—3匹のコブタのほんとうの話」という1年生を対象とする国語科授業で，「コミュニケーションにおいて，より確かな送り手や受け手になるためには，表現の仕組みについて知っていることが大切であると考えました。したがって，国語学習で文学を読む場合，それは『視点』ということになります。このことを単に文学理解のためではなく，表現することやそれを受け止めること自体にかかわる本質的なものとして生徒に意識させたい」[3]という「思い」をもっていました。

　そして，教師は，「視点（立場）を変えて，よく知られている童話や小説などを書き換えることを，生徒の学習課題とさせたらどうか」と発想しました。そうすれば，「読み解く」というアプローチではなく，生徒が表現側に立ってみることで，「視点・立場」の問題に実感をもって迫ることができるのではないかと，教師は考えたのです。この実践事例では，国語科授業で学んだ「読解力（視点論）」を実生活場面でのコミュニケーションに活用することを通して，思考力・判断力・表現力などの育成が図られています。

■成人看護学における活用型学力（思考力・判断力・表現力）育成のポイント

　さて，看護は，学んだ知識や技術を実践に適用できてこそ成り立つものですから，活用型学力は，成人看護学に限らず，すべての看護に必要不可欠なものだといえます。また，

看護を導き実践する過程そのものが，多くは**問題解決過程**であり，**思考力・判断力・表現力の育成は，看護学教育の基盤にある**といえます。

　成人看護学においては，約半世紀にわたる成長発達段階にある対象，さまざまな疾患や症状をもつ人の看護，それらに関連して行われる治療・処置や検査を受ける人の看護，さまざまな経過にある人の看護，多様な場で生活されている人の看護といった，多種多様な対象への看護を学びます。しかし，これらすべてを網羅して教授することは不可能です。そこで，学生自らがこれまでに学んだ知識や技術を土台にして，考え，調べ，発信し，そして学習転移ができるといった活用型学力の育成が必要です。

　さらに，対象が多種多様なことに関連して，例えば解剖学，生理学，病理学，薬理学，疾病や治療に関する科目（疾病治療論など）といった，その土台となる知識は膨大です。それらが限られた時間のなかで学習されており，基礎科目，基礎看護学で学習した知識，技術をも含めてこの知識を想起したり復習したりしながら成人期にあるさまざまな状況に置かれた対象者の看護を教授していくためには，活用型の学力は欠かせないものだといえます。

　活用型学力の育成に向けたポイントの1つは，**コアになるいくつかの軸とその内容の抽出，およびそれらを構造化すること**だと考えます。例えば，発達段階，経過，疾患，治療処置などを軸として，マトリックスを作成して授業内容を構造化し，それに基づき授業を構成します。そうすることによって，必要内容をもれや不要な重複なく精選していくことができます。そして，これらの内容を，問題解決過程をベースにした授業構成で扱うことによって，活用型学力が育成されます。この前提には，いうまでもなく「看護を教える」ということがあります。看護を学ぶ・看護を伝えるという前提としての活用型学力の育成です。

　そのうえで，さらに重要なポイントとしては，上述した**構造化の意味を教員自身が意識化し，また学生にもこの構造や考え方が理解できるように教授していくこと**です。そうすることで，例えば，同じ患者さんでも，「手術の場所が胃ではなく肺になるとどうなるだろう」と看護を導き出すための考え方，つまりは活用型学力を育て発展させていくことが可能になります。

　私たちが教授するのは「看護」です。前述した経過，疾患，治療処置などを軸として構造化した授業内容は，あくまでも対象者（患者）の背景であり，そのような状態に置かれた対象者が，生活にどのような支障を生じているのか，そこに焦点を当てていくことが本来でしょう。成人看護学においては，さまざまな疾患や治療をもつ患者について，どのような看護が必要かを学びます。急性期，終末期にある対象者を理解するにあたっては，疾患やそれにともなう治療処置などの知識は非常に重要です。そして，それらを看護に活用するためにはアセスメント力の強化も欠かせません。そのような力が確実に，対象者の「看護」につながるようにしていかなければなりません。

　成人看護学は，多くのところで，専門科目Ⅱの最初の科目として，専門科目Ⅰである基礎看護学に続いて学ばれます。土台となる知識・技術を想起しその上に積み重ねられ，発展していく知識や技術，そして実践力を身に付けられるような，授業構成，教授方略，演

習内容・方法，実習のあり方について考えていくことが成人看護学における活用型学力（思考力，判断力，表現力）育成の鍵になるのではないかと思います。そうしていったとき，学生は，看護に対する奥深さを感じ，興味・関心がかき立てられ，看護した実感が得られていくのではないかと考えます。

■引用文献
1)「大学等におけるキャリア教育実践講習」準備委員会：キャリア教育の実践　グループワークファシリテーションの意義と実践．p.126, キャリア・コンサルティング協議会，2012.
2) 吉崎静夫：事例から学ぶ 活用型学力が育つ授業デザイン．pp.104-106, ぎょうせい，2008.
3) 前掲書2), p.17.

5 学生の意欲をもっと引き出したい

●質の高い学習・学力を育む授業への改善

今回の授業研究でめざすこと

看護学生の学習意欲を高めるためには，どのように授業をつくり，どのように授業を改善していけばよいだろうか？

わが国の学校教育の最大の課題の1つが，子どもたちの学習意欲の低さにどのように対応するのかということです。最近の国際学力調査の結果によれば，わが国の子どもたちの学習意欲は世界の最低レベルにあります。看護学生の場合はどうなのでしょうか。そして，看護学生の学習意欲を高めるためには，どのような授業づくり（授業研究）を行ったらよいのでしょうか。

■ 看護学生の学習意欲を高める授業づくり

今回の事例は，2年生39名を対象に2コマの時間を用いて行われたE看護短期大学のF先生とG先生の授業を取り上げます。この授業は「老年の看護過程演習（8回）」の6, 7回に該当する演習です。そして，「老年の看護過程演習」は，「老年看護方法Ⅱ」のなかの単元です。

今回の授業の特徴は，F先生らが数年前から始めた「すべての実習を終了した3年生が2年生の演習に参加し，援助方法をアドバイスする」という試みが取り入れられていることです。

高野ら[1]は，3年生が2年生のなかに入り指導することを通して，次のような演習の効果を確認できると述べています。

- 2年生は，3年生から実践的な患者のとらえ方を学び，3年生は指導することを通して，自己の成長を客観的に認識することができる。
- 2年生が，3年生を身近な目標，役割モデルとしてとらえることで，今後の学習意欲の動機づけに影響を与える。
- 3年生からポジティブフィードバックの指導を受けることで，2年生は自信をもち意欲的に取り組むことができる。

表 5-1 「老年看護方法Ⅱ」の授業計画

授業回	内容		
1～6回	高齢者の健康障害（症状，治療，処置を含む）に関する講義		
7～14回	看護過程演習		
	基礎	①老年期にある人の看護過程（事例提示）	個人ワーク
		②情報関連図　看護上の問題の検討	グループワーク
		③グループワークでの学びの共有（発表）	全体ワーク
		④看護計画（介入計画）の検討	グループワーク
		⑤看護計画に基づく援助の実施計画立案	グループワーク
	応用	⑥実施計画に沿った援助の実施・評価（ロールプレイ）：清潔援助	グループワーク/先輩指導
		⑦実施計画に沿った援助の実施・評価（ロールプレイ）：排泄援助	グループワーク/先輩指導
		⑧看護過程の振り返り	グループワーク/個人ワーク
15回	まとめ		

このように，先輩が後輩を導く相互学習からともに学ぶ意欲を得ていることがわかります。
　そこで，今回は，このユニークな演習を授業研究することによって，看護学生の学習意欲を高めるヒントを得たいと考えました。

P 授業設計（授業構想と授業案の作成）

■ 授業構成のねらい

　担当教員のF先生とG先生が作成した当該科目の授業計画は，表 5-1 のとおりです。本章で取り上げた授業は，看護過程演習の⑥・⑦に当たります。授業時間内の学習目標と構成は，表 5-2 に示す内容です。

　看護過程に関する演習の①～⑤も含めて，ここで提示された事例は，「80歳代前半，脳梗塞で入院され，入院中に誤嚥性肺炎を起こし，その後に胃ろうを造設された患者さん，左不全麻痺がある」方です。事例に関して，G先生は「検査データなど迷いやすい値を少し変えたことはあるが，事例の設定はほとんど変えていない。老年で一番いい事例かなと思っている」と話しており，学生が立案する計画やその実施状況，学生の反応などをふまえたうえで，学習内容と事例や方法の検討がじっくりとなされていることがうかがえました。

　また，3年生にとっては，1年前に自分たちも展開し，3年生から助言をもらった事例です。その時の自分たちの状況を思い出し，自分自身の成長を感じるとともに，現2年生の状況を想定しながらかかわることができる場面になっていると考えられます。

　さらに，看護過程演習として，「アセスメント」「問題の明確化」「計画立案」に続いて，

表5-2 授業構成（看護過程演習 ⑥・⑦）

学習目標	
● 脳梗塞のある高齢者の事例を用いて，グループで実施したロールプレイを通し生活機能に支障をきたしている高齢者への看護過程の展開がわかる	

授業案	
導入	演習で扱う事例の確認と学習目標の確認 タイムスケジュールおよび演習の進め方の説明
展開	演習（ロールプレイ） 「清潔援助」「排泄援助」 ● それぞれ5グループが同じ演習を行う ● 3～4名/1グループ ● 1グループに対し，1～2名の3年生がアドバイザーとして加わる ● 前半・後半で行う演習を入れ替える
まとめ	演習を通して学んだこと・感想の共有

　　　　　立案した看護計画を具体化しそれらを実施してみるという，「実施」のステップをしっかりと押さえた授業構成になっていることがわかります。その結果は，最終コマでの看護過程の振り返り（評価）へとつながっています。

■ 授業者の工夫

　　　　　授業者らは，授業案の作成にあたって，次の事柄に特に留意していました。
　　　　　「できるだけ学生が主体的に，自分たちのペースで進めるように環境を整えることを留意しました。環境とは，物品など物理的なことを整えることや，教員の立ち位置や，見守る姿勢，アドバイスのタイミングなどです。また，それぞれの役割を通して，体験から感じるということに重きを置いています」
　　　　　「看護師役は，紙面ではできると考えた計画を実施してみて，うまくいかないことを感じてほしいし，それが実施された時の患者役の表情や反応をとらえ感じ，なぜだろうと考えてほしい。患者役は，こうしてもらうと安心するとか，気持ちよいとかを感じてほしいです。自分が気持ちよいと感じられる体験がないと，人への援助ができないと考えるからです。失敗してもいいからやってみて，感じて考えることから，演習の目標である，『看護過程とは患者の反応を手がかりに，計画を評価修正していくこと』だと気づき，看護過程の必要性を学んでほしいのです」。
　　　　　授業前には，3年生ボランティアにオリエンテーションと打ち合わせを行っています。「この3年生との打ち合わせがいちばん大切」とF先生は考えています。打ち合わせでは，2年生各グループから出された演習計画書の内容を示し，3年生自らが担当するグループを選択するようにしているそうです。また，3年生には「自分たちが行うわけではなく，なぜそうしたかを確認し一緒に考えればよい，いつでも教員を呼んでくれればよい」と伝え，フォロー体制を整えています。

D 授業実施（授業観察とデータ収集）

本時は，導入，展開，まとめという流れで行われました。

まず，導入では，本日の演習の事例と目標の確認が行われました。目標は，「脳梗塞のある高齢者の事例を用いて，グループで実施したロールプレイを通し生活機能に支障をきたしている高齢者への看護過程の展開がわかる」ということです。

演習をするグループは，9つのグループが4名，残り1つのグループが3名で構成されました。そこに3年生2名ずつ（ただし，2つのグループは都合で1名ずつ）がアドバイザーとして入りました。

次に，展開の前半では，1～5グループが「清潔援助」，6～10グループが「排泄援助」に分かれて演習を行いました。そして，後半ではその逆の演習が行われました。なお，各グループとも，演習計画に沿ってロールプレイを行いました。

ロールプレイ（あるグループの様子から）

メンバーは，2年生4名，3年生2名の計6名です。そして，メンバーの役割は，看護師役（2年生），患者役（2年生），記録係（2年生），途中退席（2年生），アドバイザー1（3年生），アドバイザー2（3年生）です。

援助計画にあげた「ポータブルトイレでの排泄介助」と「おむつ交換と陰部洗浄」の演習を一通り終えた後，3年生がアドバイスしました。

アドバイザー1・2	「お疲れ様でした」
2年生全員	「ありがとうございました」
アドバイザー1	「さっきの声かけでは『トイレ行きませんか？』って言っていましたね。患者さんも『はい』って答えて。でも，排泄の感じって，本人はわかりづらいですよね。この患者さんのような人の場合（患者のデータが載ったページをめくって確認する），実際の場面では，『トイレ行きませんか？』って言っても，『いや，今出ないからいい』みたいな発言があると思うんです」

2年生全員が，うなずきながら聞いている。

アドバイザー1	「でもやっぱり，トイレに行ってもらうこともリハビリなので，行かせることで排尿パターンってできてくると思うんです。なので，本人に『いいえ』って言わせるような問いかけ，例えば『リハビリ終わったんですけど，ついでにトイレ行きませんか？』というのではなくて，『行きましょう』みたいな，声かけをしたほうがいいかなって思いました」
アドバイザー2	「こっち側（介助する看護師が立つベッドサイド）に（患者が）ずれていたときに，『ちょっとこっち向いてください』って言っただ

(つづく)

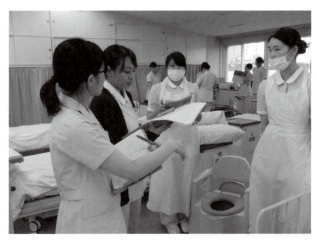

図5-1 3年生が2年生にアドバイスしている場面

> けでそのまま移動援助しちゃうと，（落ちたりして）危ないから，ひとりだったら安全のために，『すみません』と断ってから，ここに1回ベッド柵を（取り外した柵を持ってくる）取りつけて」
>
> アドバイザー1が，反対側（患者の右サイド）の柵を外し見せる。
>
> **アドバイザー2**　「で，（患者に）『1回こっち向きますね』って言ってから行うといいですね。あ，（看護師役の2年生の顔を見て，演習中その2年生が見せた行動に対し）膝を曲げていたの，すごいよかった。よく忘れるので」
>
> 看護師役はうなずきながら聞いている。
>
> **2年生（看護師役）**　「ありがとうございます」

　このように，的確なアドバイスをする3年生と，そのアドバイスを素直に受け止める2年生。とてもよい雰囲気の中で3年生と2年生のやりとりが進行していました。特に，2年生のよかった点をほめる3年生の言葉は印象的でした（図5-1）。

　最後に，全体のまとめとして，演習を通して学んだことや感想を2年生と3年生がそれぞれ述べ合いました。

■ 授業実施中，授業者が考えていたこと

　授業者は次のように述べていました。

　「1つのグループで，2年生が納得いかず，いろいろ援助方法を考えているところに担当の3年生がいなかったことがあった。2年生に尋ねると，『すでに休憩に入ったので，あとは自分たちで考えています』ということだった。できるだけ，3年生との交流をもってほしいという思いがあったので，2年生の状況を見てもう一度先輩へも相談しようと，私から促し，担当の3年生に入ってもらえるような対応をした。いつもはここまで介入はし

ない。また，しなくても学生間で何とかしていた」

「振り返ると，このグループ担当の3年生のうちAさんが急な欠席で，Bさん1人で担当することに対して，これまでの実習でのかかわりから『Bさん大丈夫かな？』という先入観をもち信頼していなかったために，このような対応になったと考えられた。後でみてみると，Bさんは，今回の演習にボランティアとして参加した理由を『人に教えたり，人前に立つことが苦手なので，演習を通し自分自身のことも考えてみたい』と述べていた。このBさんの思いを大切にできたのかと反省させられた。2年生がどのように悩み解決していくのか，また，Bさんはそのことをどうとらえて行動するのかという，主体性を見守るようなかかわりができればよかったかなと思う」

「また，あるグループでは，車いすの位置が反対のまま患者さんを移動させていた。明らかに間違っていることに対して3年生は黙っていたので，私が2年生に『反対ではないか』と疑問を投げかけ，その場で修正してもらった。しかし，3年生も2年生の間違いに気づいていたが，一通り見てから後でコメントする予定であったことがわかり，3年生のメンツをつぶしてはならないと『さすが，先輩も気づいていたのですね』とさりげなく強調した。後から助言してわかってもらうことと，その場で言ったほうが効果的であることなど，指導や助言のタイミングを見極めることは難しいと思う。3年生の立場を考慮しつつ，教員からフォローすることが，状況によっては必要と考えられた」

「その他に，看護師役の学生が途中，泣きだしたため，演習から外れるということがあった。もともと，過緊張になっているところもあったので無理に参加を促すことなく別室に移動させ，落ち着くまで待ったが，結局は最後まで参加できなかった。グループの演習の進行度を確認し，何度か，演習の合間にその学生のもとへ行き，参加できるかどうか様子をうかがった。また，その学生が抜けたことでグループメンバーや担当の3年生に与えている影響を気にしながら経過を見守った」

授業評価（データ整理・分析と授業検討会）

▣ 共同授業者・参観者の気づきからの振り返り

授業評価は，ロールプレイの場面を中心に行われました。授業時間中は，各グループでさまざまな状況が展開されていたため，授業検討会は，あるグループの後半の演習場面と，「まとめ」を中心に行われました。

まず，演習中の3年生のアドバイスの様子や，演習に取り組む2年生の言動について，共同授業者および参観者から気づきが話されました。

共同授業者の1人は，3年生のアドバイスを2年生がどのように受け止めているのかを述べています。

「基本的には3年生の指導が2年生に伝わっているかどうかというのを見ていました。やっぱり，すごくいいアドバイスを3年生がしているのだけど，2年生が全部を受け止めきれなくて」

もう1人の共同授業者は，前半と後半の違い，そして2年生と3年生の違いについて述べています。

「1つのグループをずっと見ていましたが，前半はちょっとぎこちない感じだったんですけど，後半になってくると慣れてきて（中略）3年生も，2年生も慣れてきているかなという感じがありましたね。3年生は実習を終えただけあって，患者さんの安全とか，判断とか，そういった配慮がちゃんとできていた。2年生は，どちらかというと技術に集中しちゃう感じで（中略）3年生が2人のグループと1人のグループがありましたけど，やっぱり2人のグループだと，お互いに話し合いをしたり，確認できるので，1人よりは2人のほうがよいと思いました」

　学外の看護教員は，3年生が2年生をほめている様子について言及しています。

　「あるグループでは，2年生が後半の『清潔援助』になると，きちんとできていたんですね。そしたらそれを3年生が，『ちゃんとやってたね』『アドバイスしていたこと，今度はちゃんと生きてたね』というふうに，できたところを心からほめていました。それから，『でも，（ジェスチャーしながら）ここは足りなかったね』とアドバイスしていました」

　これらの指摘にもあるように，実習を終えた3年生は2年生にアドバイスし，ほめることによって2年生の学習意欲を高めていました。そのことは，同時に3年生にとっても，自らの学びを深め，自己肯定感（自信）を得ることにつながっていました。

　次に，まとめの場面について話し合いました。

　共同授業者は，まとめの場面で，2年生から積極的な意見が出なかったことを指摘しています。

　「2年生の意見がなかなか出にくいですね……。私も演習をしていて，最後に学びを共有したいときに，お互い発表し合う場をつくっていくことが，非常に大事な課題だと思っています。1人ひとり意見はもっていて，アンケートもびっしり書いてくれるんですけど……。今回もちょっとなかなか意見が出にくかったな，という状況があったので，例えば，意見を5分でも10分でもいいからグループでまとめてみるとか，そういう仕掛けもあってもいいのかなと思いました」

　外部の看護教員は，2年生と3年生の間に立ち，両者の思いを巧みにつないでいる授業者の役割を評価しています。

　「3年生と2年生の間で，思いが上手に伝え合えていないところを，授業者が間に立って，『3年生はこう言っていたよね』とか『2年生はこんなふうに言いたかったんだよね』というように，空気を『中和させる』ような役割をされていたのがすごく印象的でした」

■ 授業者自身の振り返り

　授業検討会での話し合いをふまえて，授業者は次のように本時の授業を振り返っています。

　「検討会参加者からアドバイスがあったように，まとめのところでは，もともと自発的な発言が少ないクラスなので，個々の意見や質問を聞くより，一度グループで考えさせて，発言を聞く方法にすればよかったです」

A 授業改善（授業改善案の作成）

　2コマ180分のなかで，10のグループが，それぞれ2つの演習をグループごとの計画に基づき行っていく授業において，F先生は，全体を見る視点と，各グループの演習内容とそこでの2年生，3年生のかかわりや関係に留意する視点とをもち，その時々の状況に応じて適切な介入や支援を行っていました。前述の「授業実施中，授業者が考えていたこと」にもあるように，その時々で，即時的な授業の振り返りと改善が行われており，授業終了後にもF先生自身の振り返りが行われていたことが検討会での発言からもわかります。

　また，後日談として「9日後に，もう1クラスの演習があったので，まとめの意見や気づきはグループごとに考えさせてから行った。さらに，グループの意見や気づきの後に，そのグループの先輩から意見や気づきを伝えてもらうというやりとりを取り入れたところ，前回よりまとめの内容が深まったと感じた。次年度も，まとめではこの方法を取り入れていきたい」とF先生から報告がありました。授業検討会の振り返りで話されていた改善案の実施・評価が進んでおり，次のPDCAサイクルが動いていることがわかります。

　F先生は，3年生がアドバイザーとして2年生に指導する授業について，「2年生，3年生，教員，それぞれの間に信頼や一体感が生まれ，いい感じで話し合いながらできる。参加してくれた3年生への思いもある。このまま続けていきたい」と話しています。信頼や一体感が2年生，3年生の学ぶ意欲を喚起し，支えていること，そして，教員もそれに支えられ，今後の授業改善・工夫が続いていくことがうかがえました。

> **Point** 授業研究でここが変わる！
> - 上級生が下級生に自分の看護を指導することを通して，上級生は自分の成長を実感できる
> - 学生同士で学び，気づきを伝え合う場づくりの工夫で，個々の学生の学ぶ意欲を喚起する授業にできる

■学習意欲に影響する要因

　鹿毛[2]は，学習意欲を支える動機づけ要因として，「興味・関心（内発的動機づけ）」「意義・コミットメント（自律化された動機づけ）」「賞罰への対応（外発的動機づけ）」「自尊・承認の希求（自己価値動機づけ）」「他者とのかかわり（対人的動機づけ）」の5種類をあげています。

　前者の2つは，何のために，何を学ぶのかといった目的や課題内容に関係しています。そこで，鹿毛は，これらの要因を「課題内生的要因」と呼んでいます。つまり，「内容重視タイプ」です。

　一方，後者の3つは，必ずしも課題内容が重視されない動機づけ要因です。そこで，鹿

毛は，これらの要因を「課題外生的要因」と呼んでいます。つまり，「内容軽視タイプ」です。ただし，これらの要因は，学習体験を通じて「興味・関心」や「意義・コミットメント」と結びつくことによって質的に転換する可能性があります。

筆者（吉崎）[3]は，学習意欲に影響する要因として，次の4つをあげています。

第1の要因は，「**知的好奇心**」です。知的好奇心は，認知心理学者の波多野ら[4]によれば，「人間を含む高等動物が，環境内の新しい事物や事象にたえず関心をもち，これらに働きかけていっそうの情報をひき出そうとする傾向」と定義されます。とりわけ，内部情報（生活体がすでにもっている情報）と外部情報（生活体が新しく獲得しようとする情報）との間にずれがあるときに，知的好奇心が喚起されるのです。そして，知的好奇心は内発的動機づけの最も重要な要因であるといわれています。ちなみに，内発的動機づけは，外的な賞罰によるのではなく，生活体内部からの知的好奇心や興味・関心などの自己強化要因によって内的に制御される動機づけのことです。

第2の要因は，「**効力感（有能感）**」です。効力感という用語は，心理学者のバンデュラ（Bandura A.）[5]の「効力期待」と「効果期待」という期待概念の区別から始まっています。そして，稲垣[6]によれば，効力感とは，「努力すれば，あるいは行動すれば環境に好ましい変化をもたらすことができるという見通しとそれにともなう感情（自信）のこと」です。別の言い方をすれば，自分が有能であるという感じ，ないしは自己への信頼ともいえます。

第3の要因は，「**自己決定感**」です。デシ（Deci E. L.）[7]は，内発的動機づけを規定しているのは，「有能感」と「自己決定感」であると主張しています。自己決定感とは，自分がある行動をとるときに，その行動を自分が決定したのかどうかという知覚のことです。だから，子どもが勉強しようと思っているときに，親から「早く勉強しなさい」と言われると，途端にやる気がなくなります。つまり，勉強をするのは，自分が決定したからではなく，親に言われたからと感じてしまうからです。

第4の要因は，「**有用性（必要感）**」です。子ども自身が，「なぜこの学習をする必要があるのか」「この学習は，将来の生活や仕事にとってどのような意味があるのか」といった，学習の必要性や価値を認識することです。

■看護教育において学生の学習意欲を高めるポイント

現在の看護教育においては，学生には看護師の資格を取得する，という目的があります。学生たちは，看護師になりたい，看護師になるという意思決定をして入学してくるわけです。程度の差こそあれ，前述の「知的好奇心」や「自己決定感」をもっており，この時点で，すでに看護を学ぶことへの動機づけがなされているといえます。そのこともあり，看護学生の多くは，とても積極的で熱心に授業に臨んでいます。

専門科目はもとより，それ以外の科目においてもおおむねこの姿勢は変わらず，他学部他学科の授業も担当されている基礎科目担当の先生方から，「看護学生はとても熱心で，授業を行う側も楽しくやりやすい」などといった感想をいただくことも多くあります。一

方で,専門科目以外の授業では意欲が低い,といわれることもあります。この違いは,前述された「学習意欲に影響する要因」[3]の第4の要因,「有用性(必要感)」をどのくらい感じているかにあると思います。

そこで,看護教育において学生の学習意欲を高めるポイントの1つ目は,どの科目もどの内容も,看護とどのようにかかわっているかということがわかるように授業を考えていくことです。例えば,薬理学では,薬剤の知識が,看護を行うための判断や行為にどのように関連しているか,ということがわからなければ,それを学ぶ意欲は高まりにくくなります。

2つ目は,**技術演習やグループワークの授業のもち方**に関することです。参加型の授業はそれだけで学習者の興味・関心を引きますが,その際に,何を(目的や内容)をどのように(メンバー配置や具体的な方法,時間など),演習・グループワークさせるかが重要だと思います。特にグループワークは,学習内容の整理や知識補充のためだけではなく,それらが学生たちの思考を刺激し,新たな自分たちの考えを導き出し,検討し合える,といったテーマ選択や進め方の工夫が必要です。

3つ目は,実習についてです。実習は看護が行われている現場です。「**その時,その場で,その患者に行われているすばらしい看護に触れること**」「**自らも看護者の一員としてかかわれること**」「**自分たちが看護できた実感を得られること**」は,学生の学習意欲を高める最大のものでしょう。そのような場にすることは私たち教員の役割です。そして,そこにつながる自己学習や実習記録ならば,それらもさらなる学習への動機づけになると思います。

■引用文献
1) 高野真由美,松本佳子,山之井麻衣:先輩が後輩を導く老年看護方法演習の相互学習効果.川崎市立看護短期大学紀要,16(1):65-72, 2011.
2) 鹿毛雅治:学習意欲の理論――動機づけの教育心理学.金子書房,2013.
3) 吉崎静夫:事例から学ぶ 活用型学力が育つ授業デザイン.ぎょうせい,2008.
4) 波多野誼余夫,稲垣佳世子:発達と教育における内発的動機づけ.明治図書,1971.
5) Bandura A.(原著)原野広太郎(監訳):社会的学習理論.金子書房,1979.
6) 稲垣佳世子:効力感の効用.波多野誼余夫(編):自己学習能力を育てる――学校の新しい役割,東京大学出版会,1980.
7) Deci E. L.(原著)安藤延男,石田梅男(訳):内発的動機づけ――実験社会心理学的アプローチ.誠信書房,1980.

6 教員自身の授業力を高めたい

●教員の授業力量を高める

今回の授業研究でめざすこと

教員の専門的力量を高めるうえで，授業研究はどのように活用できるだろうか？

　教員は，自らの専門的力量を高めることが求められています。そのことを端的に表す言葉が「学び続ける教師」です。そして，教師の専門的力量（特に，授業力量）を高めるための有効な方法の1つが授業研究です。

　今回は，2年課程のH看護専門学校（3年間の定時制の学校）の1年生39名（全員が准看護師の資格を有している学生）を対象に実施された，I先生の授業を事例として取り上げます。この授業は，「在宅看護概論」のなかの14回目「認知症療養における看護」です。本時においては，ビデオを活用した授業研究である「再生刺激法」が看護教員の専門的力量を高めるために適用されました。

■ 看護教員の専門的力量（授業力量）を高めるための授業研究

P 授業設計（授業構想と授業案の作成）

■ 授業構成のねらい

　在宅看護概論は15回の授業で構成されています。授業者は，2年課程3年間の定時制の学校に通う学生の状況を考慮し，「（学生は准看護師として働いており）勤務の都合で，毎回欠席者がいる。そのため，授業の冒頭に前回の振り返りを入れている」そうです。今回も，前回の授業で取り上げた「医療処置のある在宅療養者の看護」の復習から入る構成になっています（表6-1）。

■ 授業者の工夫

　今回のテーマである「認知症療養者の看護」については「すべてを話すと1単元すべてを使ってしまう。学生は准看護師として働いており，また，これまでの学習においても認知症については学習しているので，ある程度わかっていると考えて概要を組んだ」そうです。

6 教員自身の授業力を高めたい

表6-1 授業構成（在宅看護概論）

学習目的		
在宅看護の対象と活動の場を理解し，在宅看護の現状と展望をふまえ，保健・医療・福祉のなかでの看護の役割を理解する。		
学習目標		
・在宅看護とは何かについて考えることができる ・継続看護について考えることができる ・事例を通して，在宅療養者とその家族を支える社会資源について考えることができる		
本時の授業案		
復習 （5分）	・訪問看護の現状 ・在宅療養者・家族への支援	⇒前回の授業内容の振り返り
展開① （50分）	・認知症療養者の現状と今後の認知症施策の方向性（オレンジプラン） ・認知症療養者の看護	⇒配付資料と教科書を併用した解説
展開② （35分）	・認知症療養者とその家族を支える社会資源 ・「自立支援と介護予防」DVD	⇒視聴覚教材の活用

　さらに，この科目が，今後2年次の「在宅援助論」，3年次の実習へとつながっていくことを考え，内容の選択やそれらを扱う程度，授業方法の検討が行われました。

　授業者のⅠ先生がこの授業を担当するのは3回目です。毎年授業資料を検討して授業に臨んではいましたが，「これまで，前の資料を十分吟味して，確認するまでには準備が追いつかなかった。今回くらいからできるようになってきたと思う」と感じており，今回の資料に対する学生の反応を知りたいと思ったそうです。また，Ⅰ先生は，教員になる以前に介護認定の審査員をしていた経験から，今回の授業内容である認知症の症状や『認知症高齢者の日常生活自立度判定基準』についての具体的な知識や事例，経験があります。現場での経験豊かな先生が話される内容への学生の興味・関心はとても高く，学生自身も現場で働いているということから，授業中に質問があがることも多くありました。今回の授業でも，質問の有無を確認しながら進めようと考えていました。ただ，上記の事柄を考え構成された授業案は，盛りだくさんな内容となっており，時間的な気がかりが多少ありました。

D 授業実施（授業観察とデータ収集）

　表6-1にも示したとおり，授業のねらいは，「在宅看護の対象と活動の場を理解し，在宅看護の現状と展望をふまえ，保健・医療・福祉のなかでの看護の役割を理解する」ことです。

　授業は計画に沿って，「前回授業の復習」「認知症療養者の現状と今後の認知症施策の方向性（オレンジプラン）」「認知症療養者の看護」「認知症療養者とその家族を支える社会資

```
                                          年     組    氏名
─────────────────────────────────────────────────────────

(1) 授業のビデオ場面で，どのようなことを考えていたのか自由に書いてください。
    なお，授業中のことを思い出して書いてください。
(2) このとき，どのように感じていましたか。次の4つのうち，最も合うものを選んでください。
    ①とても興味があった
    ②興味があった
    ③少し興味があった
    ④興味がなかった
    そのわけ（理由）は何でしたか。自由に書いてください。
```

図 6-1　授業振り返りシート

源（自立支援と介護予防）DVD 視聴」「発表」という流れで行われました。

　授業終了直後に，授業振り返りシート（図 6-1）を学生に配付して，1つの授業場面（「認知症高齢者の日常生活自立度判定基準の説明」が行われた授業場面）での自分の内面過程（思考・理解，興味・関心）を振り返ってもらいました。それが，これから述べる「再生刺激法」です。

C　授業評価（データ整理・分析と授業検討会）

■ 再生刺激法の活用

　今回は，「再生刺激法」を用いて授業評価を行いました。再生刺激法の特徴と方法は次の通りです[1,2]。

■ 再生刺激法

　再生刺激法は，授業中の学生の学習活動を中断させることなく，授業における学生の内面過程（認知・情意過程）を把握する方法として開発されたものです。
　その方法と手順は，
　①授業のビデオ録画
　②ポイントとなる授業場面の選択
　③質問紙による学生の自己報告（授業終了後，ビデオ録画された授業を学生に視聴させながら，ポイントとなる授業場面でビデオを一時停止し，授業中に「考えていたこと」や「感じていたこと」を質問紙によって自己報告させます）
　④自己報告
の分析の4つの過程からなります。
　再生刺激法を用いて学生の振り返りを行う際は，「教員が〇〇の項目について話している時のこと」など，場面をピンポイントに指定して振り返ってもらうのが効果的です。複数の場面になると，記憶・感想がぼやけてしまいがちとなるためです。

表 6-2 学生からあがった意見の傾向（一部を抜粋）

認知的・情意的反応	回答数（名）
これまでに習った知識や現場の状況との照らし合わせをしていた	13
新たな知識を得た	9
わかった・わかりやすかった	6
教科書と照らし合わせができた	6
授業内容に対して新たな関心が生まれた	5
教科書との照らし合わせが間に合わなかった	3
何も考えていなかった	3

　このような方法で把握された学生1人ひとりの内面過程についての結果を授業者（教員）にフィードバックします。そうすることによって，「学生の自己評価」と「教員による学生評価」とのズレを教員に意識化させることができます。つまり，「どのような授業場面でズレが大きいのか」「どの学生に対するズレが大きいのか」「なぜそのようなズレが生じたのか」などについて，教員は省察することができます。

　これら一連の思考過程を通して，「教材内容に関連した学生についての知識」を教員が形成していくことが期待できるのです。このことは，「学生の反応を予想する」という教員の発達課題を解決することにつながります。

　今回は，「認知症高齢者の日常生活自立度判定基準の説明」が行われた授業場面に，再生刺激法を適用しました。

学生の反応で授業力量を高める

　授業振り返りシートに記述された学生の認知的・情意的反応を分類すると，「これまでに習った知識や現場の状況との照らし合わせをしていた（13名）」「新たな知識を得た（9名）」「わかった・わかりやすかった（6名）」「教科書と照らし合わせができた（6名）」「授業内容に対して新たな関心が生まれた（5名）」「教科書との照らし合わせが間に合わなかった（3名）」「何も考えていなかった（3名）」などでした（表 6-2）。

　この結果について，授業者のⅠ先生は，次のような感想をもちました。

　「学生はいつもこちらの問いかけに素直に答えてくれているので，今後の授業に生かしていきたい」「病院に入院している患者さんや，身近にいる人をイメージして聞いてくれていてうれしい」「在宅に興味をもっている学生も多く，実際に扱ったケース，臨床での話に興味があるんだな」「眠気が出てしまうのはおもしろ味がないから？　勤務の影響（夜勤明けだから）？」「わかりやすい，わかりにくい，話が早くて一方的など，いろいろな意見があるな」

　そして，Ⅰ先生は，学生の反応から学んだこととして，次の事柄をあげています。

「在宅に興味をもっている学生のため，授業初めに単元の学習目標を明確にし，どのような学習を行うのか興味を引き出すように伝えることが必要である」「その年の学生の状況（特徴），授業での学生全体の反応を見ながら進めていく必要がある（例えば，話すスピードは適切か，板書の時間は十分あるか）」「学生は高い教科書代を払っているのだから，教科書を活用したいという思いもあり，今回の講義資料には教科書の内容を入れず，学生が授業を受けながら講義資料と教科書を見比べるスタイルにした。けれど，『時間中の見比べが忙しい』という学生の意見があがっている。ゆっくり見比べ考える時間をつくる必要がある」「教科書と資料が重複しても，今後も活用できる教材づくりをしていきたい。その際，活字とイラストなどを効果的に取り入れていきたい」「仕事でかかわっていることについては，今すぐ学習しておかないと困るため，必然的に学習しようとする。学生がイメージしやすいように，実際に身近で起こっていることなども話のなかに入れていくと，興味や学習意欲が深まるのではないか」

　授業者は，再生刺激法を適用した学生の反応から，「授業についての教授知識」を豊かなものにしていることがわかります。とりわけ，この教材内容についての学生の興味・関心や説明するテンポ（速さ）と学生の理解状態など，「教材内容についての知識と学生についての知識がミックスされた教授知識」を獲得していることがわかります。これが，まさに「看護教員の専門的力量（授業力量）」を高める方法としての授業研究です。

■ 検討会参加者の意見により，授業を再認識する

　続いて，授業者と，授業を参観した同僚教員・他校の教員らが参加し，授業後の検討会を行いました。

1）授業のねらいと背景

　まず，授業者の本時のねらいとその背景について授業者が説明しました。

　「前回の授業では，医療処置が自宅で行われる，つまり，在宅で看る方が増えていることをふまえて話を展開しました。さらに認知症の方を在宅で看る場合も多いため，医療を中心に話した前回から，認知症を中心とした内容へ，中心にする部分を変えて解説しました」

　「学生は働いているので，認知症について少しはわかっていると思いますし，実際認知症の患者さんにかかわる場面もあると思いますが，本当にどのくらい理解できているかはわからないので，概要の部分を少し話したうえで，今回の授業を行いました」

2）参観者の気づきからの振り返り

　それから，学生に振り返りをしてもらった，『認知症高齢者の日常生活自立度判定基準の説明』の授業場面に絞って話し合いを進めました。

　同僚教員は，「先生（授業者）が経験されている部分で，自立度と介護保険の認定調査をチェックするときなどに，どんなふうに判定をしていたか，というようなお話があったら，（学生は）ますます興味がわくんじゃないかなと思いました」と述べて，授業者自身が自立度判定基準にかかわった経験を多く話してよいのではないかと指摘しています。

　他の同僚教員は，「学生の（再生刺激法の）反応にもありましたが，教科書をぜひ使いたいと思っているようです。ただ，それだけでは足りないので，（私自身も）資料を出した

りするんですけれども，今回のような（両者を見比べる）方法だと，教科書と資料とを見ながら行ったり来たりというのは（頭の）切り替えを早くしなくてはならず，難しい印象を受けました」「私も，今までは同様の状況で，同じような感じで授業を行っていました。ですが，今回やはり，先生（授業者）がおっしゃったみたいに，資料にある部分だけ載せ，ここでは資料で話をして，これは教科書の何ページにも載っていますよ，という方法をとるのも1つかなと思いました」などの活発で建設的な話し合いが行われ，授業の方法について，参加者それぞれの工夫が共有されました。

3) 授業者自身の振り返り

I先生は，この授業検討会について次のような感想をもちました。

「初めはどのような展開になるのか緊張していた。自分の授業については，常に自己満足だけで進めていないかという疑問もあったが，何をどのようにして改善していけばいいのか，具体的な方法について十分考える時間もなく自分の考えで行っている現状があった」「教育，看護に携わる方に授業に入っていただき，よい点・改善点両方から助言をいただいたことで，指導面で特に意図することについて教員の考えを明らかにし，授業の初めにしっかり伝えることが重要であるということが理解できた。今後は，授業で学生に何を伝えたいかを常に考えながら組み立て，伝え方や使う教材についても考えていきたい。今回，研究授業や検討会を通して，新たな視点で授業を考える機会になったと考えている」

まさに，授業者は，授業検討会参加者から授業への多様な意見を聴くことで，自らの教授知識や授業についての信念を確かなものにしていることがわかります。

A 授業改善（授業改善案の作成）

■ 学生が授業に集中しやすい配付資料，授業構成の工夫

I先生は「学生アンケートで資料と教科書の見比べが忙しいとあった箇所については，すべて1枚のページに載せ，翌日の授業で伝達することができました」と，認知症の症状に関するところの資料について，さっそく改善を行っていました。

また授業検討会の後に，授業案を変更したほうがよかったと思う点として「DVDを視聴してからの学生同士のディスカッション」をあげました。その理由について，I先生は「時間的にも盛りだくさんの内容で，意図したことも明確にできず，学生も混乱したのではないかと考えたため」と述べていました。授業設計時の気がかりを，再生刺激法での学生の反応や授業検討会での参加者の意見から確認できたことが，今後の授業改善につながると思われます。

■ 学生同士が考え，意見を交わす時間の確保

「再度授業を行うとしたら，どのような点で今回の授業を改善したいですか」の問いにも同様に「1コマの授業で伝える内容が多く，学生はついていくのに精一杯という印象を受けた」と返答があり，さらに「内容の絞り込みを行い，授業の初めに在宅療養者とその家族を支える社会資源について，なぜそれが必要なのかを明確に伝えたうえで，学生同士が意見を出し合い，考える時間を十分取れるように」と改善案が具体化していました。こ

れらが行われることで,「考えたことがその場限りで終わるのではなく,今後の在宅看護を含めた看護につながるようにしていきたい」という,授業設計でのI先生の思いがより一層反映できるような授業設計に変わっていくと推測します。

授業検討会の実施についても,「当初は自分には敷居が高く難しいのではないかと考えていましたが,授業が楽しく感じられ,今後の授業展開を考える大変よい機会となりました。今後も学生の声を大切にし,努力していきたいと考えています」とのメッセージをもらいました。

参加者もそれぞれ刺激を受け,各自の授業につなげます。このような取り組みが,まさに求められている看護教員の継続教育の実践と成果です。

> **Point 授業研究でここが変わる!**
> - 授業設計時の気がかりを,学生の反応や授業研究での参加者の意見から確認し,再検討することができる
> - 再生刺激法を用いることで,学生の反応から自身の授業方法に対する理解が深まる
> - かかわっている学生についての理解をふまえた授業構成,内容の工夫ができる

教員の専門的力量(授業力量)とは

授業における教員の役割は,「デザイナー」「アクター」「リフレクティヴ・パーソン」「クリエーター」ということになります(表6-3)。

「**デザイナー**」としての教員に求められる授業力量は,授業のデザイン力です。それは,授業構想・構成力と教材開発力からなります。教員は,授業に対する自らの思いを具体化させるために,人,もの,時間,空間を授業にどのように使うのかを創造的に考えることが求められています。

表6-3 授業における教師の役割と求められる力量

I 授業の局面	II 教師の役割	III 教師に求められる授業力量
1) Plan(授業設計)	デザイナー	授業のデザイン力(授業構想・構成力,教材開発力)
2) Do(授業実施)	アクター	授業技術・スキル(授業運営力,子ども理解力,意思決定力)
3) Check(授業評価)	リフレクティヴ・パーソン	授業のリフレクション力(教授・学習行動を振り返る力,学習成果の評価力)
4) Action(授業改善)	クリエーター	授業のリ・デザイン力(授業再構想・構成力,教材再解釈・開発力)

[吉崎静夫:デザイナーとしての教師,アクターとしての教師.金子書房,1997]

「アクター」としての教員に求められる授業力量は，授業技術・スキルです。そして，その主なものは，授業運営力，子ども（学生）理解力，意思決定力です。ひとたび授業が始まれば，授業計画（授業案）は背後に退いて，教員と学生との相互作用のなかで，教員によってなされる意思決定が教員の教授行動を規定することになります。その際，教員が学生の学習状態（理解や意欲など）をどのように読み取るのかがポイントとなります。

「リフレクティヴ・パーソン」や「クリエーター」としての教員に求められる力量は，授業についてリフレクション（省察）する力と授業のリ・デザイン力（デザインし直す力）です。

また，教員に求められる授業力量は，「信念」「知識」「技術」という3つの側面から考えることができます。「信念」は，授業に対する見方・考え方であり，教育観，授業観，学生観，指導観，教材観といったものです。そして，「知識」は，教材内容，指導方法，学生などに関するものです。さらに，「技術」は，授業設計・実施・評価に関するものです。

看護教員の専門的力量（授業力量）を高めるポイント

看護教員に求められる能力とは

2010（平成22）年に厚生労働省から「今後の看護教員のあり方に関する検討会報告書」[3]が出され，看護教員に求められる能力として，①**教育実践能力**，②**コミュニケーション能力**，③**看護実践能力**，④**マネジメント能力**，⑤**研究能力**があげられました。看護教員の継続教育についても，教員相互の授業参観による教育実践能力の向上といった能力開発に取り組むことの必要性が述べられています。これらの力を言い換えると，授業力量ということになるでしょう。

授業力量を高めるためには，前述の「信念」は，看護教員にとって非常に重要だと考えます。看護教員が学生に教えるものは，看護です。看護自体がたくさんの軸や面，次元といったものをもっているので，それを教えようとする看護教員が，何を看護ととらえるかはその教育の内容や方法に大きく影響します。看護観，学生観，指導観，教材観などといった，その人の価値がどこに，何にあるかが問われていると思います。

どのような「看護観」をもっているか

例えば，「患者さんの食事の配膳場面で，配膳は看護助手さんが行うことだから看護援助ではない」「薬物療法を受ける患者の看護の授業で，薬物の体内動態についての場面は看護ではない」「学生がとらえている患者の状況をもとに看護過程の思考がふめていればよい」「業務が多くて看護ができない」など……。これらは看護教員や実習指導者が述べているのを筆者（蔵谷）が直接聞いたものですが，ここに看護はあるでしょうか。どのような食事をどのように召し上がっているのだろうか，今日の食欲や調子はいかがだろうか，おいしく食べていただきたいが今日の献立はなんだろうかなど，目的をもち，それに対する対応を具体的に計画し，状況に応じて実践していくならば，配膳は看護そのものです。また，薬物の体内動態を知っているからこそ，その薬剤の効果や副作用，その出現時刻な

どが予測でき，それらを確認する，効果の出現に合わせてケアを計画実践することなどが考えられます．つまり，薬物の体内動態を知ることは対象理解を深めることにつながり，看護の一部といえます．さらに，看護過程は看護するための道具であって，目的ではありません．対象の患者さんに，より一層適した看護を導き出していく，適切な方法で実践していくことができてこそ看護といえるのです．看護師が担う業務は看護業務です．

　このように，看護者を育てる看護教員自身が何を看護と考えるか，つまり，その教員の「看護観」がどのようなものであるかは非常に重要です．ナイチンゲールの『看護覚え書』にあるように「看護であること看護でないこと」——何が看護で何が看護でないか，を見極められる目をもつ，養うことが必要です．

　見極める目というのは，感覚やセンスといったものだと考えます．いずれも価値を伴うものなので，それを身につける・磨く・高めるというのは難しいのですが，行為の意図や意味を汲むということだと考えます．見えない人には見えないものなのですが，少しでも見えるようにするためには振り返りやリフレクションが重要になります．そしてそれらを行うための「知識」や「技術」が必要だと考えます．

■気づきを得るために活用したい「授業研究」

　見極める目，感覚，センスを身につける・磨く・高めるために，授業者は自身の授業を振り返る，リフレクションすることによって，授業では気づかなかった，授業者自身の思いや行動，学生の反応，授業の視点などに気づくことができます．その場に参加した教員もそれぞれに同様の気づきがあるでしょう．さらに，授業者と参加者とが，それぞれの気づきを伝え合うことで，その気づきはさらに深まり，広がっていきます．それは，前述した看護（授業）自体がもつたくさんの軸や面，次元といったものに触れる機会にもなってくると考えます．それぞれの参加者の気づきや意見は，それぞれの参加者の経験などのなかで培われた知識や技術に基づいたものですから，見極める目，感覚やセンスを高めることは知識や技術を高めることにもつながると思います．

　授業研究に参加していると，とてもたくさんの気づきや学びを得ることをその都度，実感します．授業者はもちろん，参加者にとっても，授業者以上にその気づきや学びは大きいかもしれないと思います．授業研究は，参加者全員が知識や技術を高められる場であり機会です．

■引用文献
1) 吉崎静夫：教師の意思決定と授業研究．ぎょうせい，1991．
2) 吉崎静夫：デザイナーとしての教師，アクターとしての教師．金子書房，1997．
3) 厚生労働省：今後の看護教員のあり方に関する検討会報告書．2010. http://www.mhlw.go.jp/shingi/2010/02/dl/s0217-7b.pdf［2017.5.17］

7 仲間とともに学び合う

● 教員の授業力量を高める

今回の授業研究でめざすこと

1. 学習共同体を形成し専門性を高めるために，どのように授業をつくり改善していけばよいだろうか。
2. 学習共同体を形成し専門性を高めるために，どのように授業研究を活用できるだろうか。

　教員は，自らの専門性を高めるために1人で研鑽に励みますが，同時に同僚と一緒に学び合うことによって自らの専門性を高めることができます。それが，近年注目されている「専門的な学習共同体（Professional Learning Community，以下，PLC）」です。わが国では，「同僚性」という言い方で呼ばれています。そして，「専門的な学習共同体」を構築するための有効な方法の1つが授業研究なのです。

1　同僚とつくる授業に学ぶ

　今回は，2年生44名を対象に実施されたJ看護専門学校のK先生の授業を事例として取り上げます。この授業は，「終末期にある患者の看護」のなかの13回目で，本単元は「成人看護学Ⅳ」に位置づけられています。
　授業では，5名の同僚教員が看護師役，家族（妻役），家族（娘役），医師役，患者役としてロールプレイに参加しました。

■専門的な学習共同体を構築するための授業研究

P　授業設計（授業構想と授業案の作成）

　K先生は，この授業に先立ち，「喪失体験」のワークと「死が直前に迫った患者の看護」の授業を臨床のがん性疼痛看護認定看護師に依頼しました。その授業と今回の授業を

「ドッキング」させたいとの考えが強くあり，依頼するにあたっては，話をよく聞き，互いの願いや授業内容を出し合い，話し合って進めました。依頼した授業では「共同授業のようにできた感覚」を得ていました。

■ 授業構成のねらい

この授業のポイントは，看護師のかかわりに違いがある2つの「看取りの看護場面」を学生に見せて，「終末期にある患者の看護のあり方」を考えさせることにあります。なお，1つの看護場面では，同僚の看護教員が「事務的にかかわる看護師」を演じます。そして，もう1つの看護場面では，その看護教員が「心をこめてかかわる看護師」を演じます。学生は，まったく異なる看護師役のロールプレイから，看護のあり方を自分なりに真摯に考えることができるのではないかと，授業者は構想しました。

この授業では，①看取りの場面を通し，患者・家族の気持ちが考えられる，②看取りの看護では，どのような看護を行いたいか考えられる，という2つの目標を設定しました。内容に関しては，「押さえなければならない内容はあるので，それはしっかりとメリハリをつける。『終末期』は看護の力が大きい。看護の方法はなんでもありだろうが，なにに向かっての看護かは明確にしておかないと学生は迷う」との考えや，K先生自身の「終末期にある患者の看護の経験」「身内を看取った経験や家族の大変さ」などから，終末期の看護の対象は患者だけではないことの実感があり，それらは今回の授業の目標につながっています。

■ 授業者の工夫

今回の内容は，前年までは取り入れていない内容を含んでおり，具体的な授業の設計については，授業者の考えを同僚教員に提案し意見を求めました。その際，授業で取り入れることとしたロールプレイについて，「違うタイプの看護師を続けて行うのは，すぐには切り替えられない，難しい」という看護師役の教員からの意見や，「2つのタイプの対応を見せなくても，よいほうだけ見せればいいのではないか」という意見もあれば，「いきなりモデルにしてほしい看護のあり方だけを見ても違いがわからない。どちらも見せたい」という意見もあったそうです。それぞれの考えを話し合い，検討しました。最終的に看護師役の教員からも「やってみて」と声があがり，2つのタイプのロールプレイを実施することに決まりました。

事例づくりは一番苦労したところで，時間をかけて作りました。ロールプレイでの各役割は直前まで未確定の部分がありましたが，同僚教員の協力を得られる風土を感じており，そこの心配はほとんどなかったようです。繊細な内容を扱うことから，学生の心理的反応に気を配ることや必要時の対応についても同僚教員に協力を依頼し授業に臨みました。

D 授業実施（授業観察とデータ収集）

本時は，「導入」「展開①・②（2つの場面のロールプレイ）」「展開③ グループワーク・発表」「展開④ ロールプレイ出演者の語り」「まとめ」で構成されました。

まず導入では、前回の想起、事例の説明、瞑想が行われました。

次に、展開①「看取りの看護場面：ケース1」が行われました。そこでは、患者が亡くなる前後の場面が5名の同僚教員（看護師役、妻役、娘役、医師役、患者役）によって演じられました。看護師は、淡々と事務的に対応しました。その場面の一部を再現してみます。

> 医師が死亡を確認すると、家族は「お父さん」と泣き叫ぶ。娘は「お父さん、お父さん」と、ずっと患者を揺さぶっている。
> 看護師　「でも、死亡確認されましたし、心電図も止まっているので、心臓も動いてないってことがはっきりしていますので……」
> 娘　　　（泣きながら）「そんな……」
> 看護師　「この後、心電図とかをはずして、お帰りの支度をしていきたいと思いますので、その間に、書類上の準備とか進めてもらっていいですか？」

この後、学生は別室で「看取りの看護場面：ケース1」についてワークシートに記入しました。そこで、学生は、「患者や家族の立場に立って感じたこと」や「看護師のかかわりを見て感じたこと」を記入することが求められました。

続いて、展開②「看取りの看護場面：ケース2」が行われました。そこでは、ケース1と同様に、患者が亡くなる前後の場面が5名の同僚教員（看護師役、妻役、娘役、医師役、患者役）によって演じられました。看護師は、ケース1と違って、患者や家族に誠意をもって対応しました。以下に、ケース1とほぼ同じ場面を切りとって再現します。

> 医師　　「○時○○分、ご臨終です」
> 医師と看護師が深々と頭を下げ一礼する。妻と娘が、「お父さん、お父さん」と、何度も呼びかける。看護師は妻と娘のところへ移動し、背後に立つ。少し様子を見たうえで、娘の背中をさすりながら声をかける。
> 看護師　「まだね、声が聞こえているはずなので、伝えたいことなかった？　他に伝えたいことない？」
> 娘は、「お父さん、お父さん。目を開けてよ」と、何度も呼びかける。
> 看護師　「お父さんね、本当にね、お2人のことを最後の最後まで心配されていました。今日、お2人ね、ちゃんと最後までついてくれていて、まあ、私が見ているとね、とても安心されているように見えます」（妻と娘の反応を見る）「もう少しね、お別れの時間を取りますから……」

この後、学生は別室で「看取りの看護場面：ケース2」についてワークシートに記入しました。そこで、学生は、ケース1と同様に、「患者や家族の立場に立って感じたこと」や「看護師のかかわりを見て感じたこと」を記入することが求められました。

展開③において、グループワークと発表が行われました。そこでは、「患者・家族はどのような看護をしてほしいと思うか」と、「あなたは、どのような看護を行いたいか」につ

いて，学生が自らの意見をワークシートに記入した後に，グループ内で意見交換を行いました。さらに，出た意見をグループごとに発表してもらいました。

展開④において，患者役，看護師役，妻役，娘役を演じた同僚教員が自らの思いと感想を話しました。ここでは，看護師役を担当した教員の語りを紹介します。

「うまく話せるかどうかはちょっとわからないですけど，精いっぱい伝えていきたいと思います。

ケース1のところでは，総合病院で働いていて，他に，6人も7人も受け持ち患者さんがいるという想定のもとで，順序よく，病院から出発をして，体内の腐敗を防いで，自宅に着いてもらわなければならない，診断書も持って行ってもらわなきゃいけないということで，すごく焦りがありました。ケース2のところでは，今まで私が体験してきた，いろんな患者さんの死を見送ってきたなかで，そのときそのときの患者さんの様子や家族の様子を見たことでの反応です。

ただ，そこに行きつくまでの間には，最期の日を迎えるまでの間，どれだけ患者さんのことに寄り添ってかかわれたかが勝負だなと思っています。なぜかというと，患者さんの代弁をしないと，家族に橋渡しができない。そのためには，患者さんの心理的な状態，身体的な状態を把握したうえで，『本当に苦しくない状態を私たちは提供できたんだ』っていう自信がなければ，家族に自信をもって『苦しくなかったと思いますよ』って言えないんです。ここで，自分の気持ちに嘘があれば，患者さんの気持ちを代弁して家族にうまく伝わらないっていうときがあります。

ですので，がんセンターで働いていた当時，たまたま今日看取りの場面になったというとき，うまく会話ができないっていうことが多分にありました。その代わり，受け持ちの患者さんの看取りの場面というところでは，家族と30分以上，ベッドサイドにいて，『こんなこと一緒にやりましたね』『家族の方の思いはこうでしたよね』『でも，そうやってご家族が帰った後，こんなふうに話していて，伝わっていましたよ』と，しっかりと，心と心のやり取りの，最後のお手伝いをしていきます。そして，そのやり取りが終わればおしまいではなく，残された家族のことを，最後にもう一度考え始めます。ご本人が苦痛なく，自分の気持ちも家族に伝えられたであろうということを，私たちに託してくれています。そして，この先の家族のことを，支えてほしいという思いも実は私たちは託されています。（泣き出してしまう。以下，泣きながら）ごめんね，ちょっと感情が……。本当に，患者が成人の場合は特に思いがたくさんあります。その思いを私たちは受け継ぎながら，家族を支えていくという役割を新しく担います。そこに，プロとして真正面から向き合いながら，その家族を支えていくっていうのを私たちが担っていく。そこをやっていくのが，緩和ケア病棟の私たちの役割だな……って思ってやっていました。

ですので，家族とのかかわりが，私のなかでは，最後の何日間は大事だなぁと思っていて，そこが今回，（ホワイトボードを指しながら）みなさん（学生）からたくさん出てきたことが，すごくうれしい。私が大事にしたいことが，みんなのなかに，今回の場面を通して，伝わっていることが，すごくうれしいと思っています。どうしても終末期になると熱

い思いが出てきます。教員もこんなふうに泣くんだってことは，参考にしてください」

　看護師を演じた教員の率直な思いは，学生の心に深く響くものとなりました。まさに，同僚教員の支援があってこそ可能となった看取りの場面でした。
　最後に「まとめ」として，学生はリフレクションシートを用いて，今日の授業の振り返りを行いました。

■ 授業実施中の授業者の思い

　展開③の場面に関して，授業者のK先生の思いは，「学生が自らの力で，看取りの看護をどのようにしたいかを考えてほしい」ということでした。また，続く展開④について授業者は，「今回のようなロールプレイの演習では，成人看護学領域外の教員にも依頼することがあります。私の願いとして，学生に臨場感のある場面を見せたいということがあります。そこで今回，同僚に協力を依頼しました。同僚は私の願いを確認し，快諾してくれました」と述べています。

■ 授業や同僚教員に関する授業者へのインタビュー

　授業設計や，一緒に取り組んだ同僚教員について，授業者にインタビューをしてみると，次のような思いを語ってくれました。

> 同僚教員とチーム・ティーチングをやることによって，同僚性を感じることができましたか。

　「私は，今回の授業は同僚の力があってこそできたものだったと思っています。授業を構築し，実施するためにはひとりだけの力では難しく，同僚と話し合いながらつくりあげていくものだと考えています。同僚の支えや協力が私には必要です。同僚性は常に感じています。また，授業は学生も一緒になってつくるものだと考えています」

　「実は，練習段階までは患者役が人形であったのだけれども，ちょうどそこにいてくれた同僚教員が『じゃあ，私，やろうかな』と言ってやってくれた。また，昨日まで医師役で練習していた教員が学生対応のために出られなくなってしまったときに，違う教員が『じゃあ，私がやるよ』と言ってくれた」

　「家族役をやっていた同僚教員は，授業を先ほどまでしていて，昨日の練習も，今日の打ち合わせも全然入ってないのに，あの場面に入ってくれてすごくよかった。ぶっつけ本番だったのだけれども，学生のなかにストン，って入ってくれた。本当に，いろんな領域の同僚教員が参加してくれた授業だった」

> 授業後，同僚教員と授業について何か話し合いましたか。

　「次の日の授業の後に，リフレクションを行いました。授業で起きていることを，私のなかで再確認することができました。また，授業後に学生が書いたリアクションペーパーを教員全体で回覧して見てもらいました。同僚からは，肯定的なコメントをたくさんいただきました」

> 授業について，今思われること，学生の反応などについてお聞かせください。

「授業後に学生が書いてくれたリアクションペーパーやワークシートをまとめました。まだ，分析まではできていません。また，授業の翌日に，精神的に動揺した学生が１名いましたが，学科長，教務主任，担任教員が学生の話を聞きフォローをして，学生は精神面を安定させることができました。授業だけでなく，授業後も同僚教員のフォローがありました。授業のときだけではなく，授業後も同僚の協力に感謝しました」

このように，授業実践と授業リフレクションを通して，授業者であるK先生は，「専門的な学習共同体（同僚性）」の意義を実感しています。

> **Point** 授業研究でここが変わる！
> - 同僚と話し合い，共同でつくることで，授業の構想が豊かになる
> - 授業で起きていること，学生の反応など，それぞれの教員の授業に対する見え方の違いを知り，授業検討の視点が深まり授業の質が高まる

■ 専門的な学習共同体とは

Hord S.M. によれば，PLC は，単に教師が定期的に集まったり，協働的に仕事をするために集まる場所を意味してはいません[1,2]。PLC は，目的をもった協働的な学習のために教師を組織化する方法なのです。この「目的をもった協働的な学習」とは，すべての生徒が高いスタンダードでの学習に成功できるように，教師の効果性（すなわち，授業の質）を改善することを意図しています。したがって，PLC に関連する要因の一連の流れは，①PLC→②教師による継続的な専門的学習（continuous professional learning）→③授業（指導）の質（teaching quality）→④生徒の学習（すなわち学校の目的）（student learning）ということになります。

また，Hord は，PLC を支える条件として，次の２つの側面を指摘しています[3]。それらは，「構造的・物理的条件」と「人間関係的条件」です。そして，前者には①教師が大切な仕事のために一緒に集まることができる「時間とスケジュール」の整備，②人的資源や物的資源，③保護者や企業共同体の理解とともに，地区や州の政策があり，後者には①教師と校長に求められる「協働で学習するスキル」，②教師間での「分散化したリーダーシップ」，③すべての教師・管理職がお互いに対してもつ「信頼」，④他の教師の教室を訪れ，授業を観察して，フィードバックを与えることがあります。

さらに，Hord は，PLC が成功するための条件を次のように整理しています[2]。

1) 共同体の成員性 (community membership)

PLC での仕事を組織化する方法には，次の２つがあります。１つは，学年あるいは教科チームが毎週定期的に集まって話し合いをすることです。もう１つは，学校の教師全員が少なくとも月に１回（可能であればもっと多く）集まることです。そこでは，学校のデー

タを研究し，学校目標を明確にさせ，これらの目標を達成するために教師は何を学習しなければならないのかを決定します。

2）リーダーシップ (leadership)

共同体での会合を始める際の校長の役割は大切です。「生徒のニーズ」，さらに「教師の学習が生徒の学習にいかに貢献するのか」についての教師たちの協働的な話し合いを促し，支えることが校長の努力の中核にあります。

3）学習のための時間 (time for learning)

会合のための時間を見出し，つくり出すために教師の協力を得られるかどうかはまさに校長の役割です。例えば，普段の日の授業時間を15分から20分延長して，週1日は午後の授業をなくして，教師の会合（研究会）にあてます。そのためには，保護者や地区の住民の理解を得る必要があります。これも校長の役割です。

4）学習空間 (space for learning)

校長はすべての教師が集まる空間を確定しなければなりません。ある校長は，すべての教師の教室を順次利用して会合をもつことを考えています。このことは，学習空間を確保するだけでなく，すべての学年や教科の教師が同僚の仕事から洞察を得ることができることを意味しています。彼（女）らは，同僚の教育実践や生徒の学習物（作品）に気づくことになります。

5）データを用いたサポート (data use support)

データをレビューし，研究し，解釈することは，PLCの基盤となります。

6）分散化されたリーダーシップ (distributed leadership)

校長が勢力と権威を共有化（分散化）させようとすることは，PLCにとって大切なことです。

看護教員の専門的な学習共同体を構築するポイント

同じ場にいて，それぞれが何をしているかを見ることが大事

看護師の業は，「傷病者若しくはじよく婦に対する療養上の世話又は診療の補助を行うこと」（保助看法第5条）です。看護師が行う看護という仕事，つまり対象者の療養上の生活の援助と，対象者が安全に安心してかつ効果的に診療を受けられるための補助という役割は，その質が高ければ高いほど本人にも，また周辺にいる人にも気づかれにくいものだと思います。生活を整えるということは普通の人であれば日々普通に意識することもなく行っていることですから，そこに支援を必要とする状況は，支援を受ける本人にとっては，歯がゆく情けなく感じたり，時には耐えがたいこともあるでしょう。だからこそ，それらを感じさせず，支援されているにもかかわらずあたかも自分でできたように本人に感じさせる質の高い援助は，見えにくいものなのです。

看護教員が学生に伝えるべきことは，専門家としての知識や技術です。それらをテキストや資料を用いて，あるいはやり方を示して学生に伝えるということは，その具体的な方

法などが示されている書籍もあり，深さの違いなどはあるものの，ある程度は可能だと思います。しかし，それらをどのように学んでほしいかといったことや，そこで得た知識や技術を活用する場面における**教員の熟練したかかわり**（例えば，学生自身で必要な知識に気づくことができるようなかかわり，学生の知識を引き出すようなかかわり，学生自身が自分で考えて適切な結論にたどり着けるようなかかわりなど）は，見えにくいものだと思います。さらに，そのかかわりは一回性のものです。

そのようななかで，PLCを構築していくためには，**同じ場にいて，それぞれの教員が何をしているかを見る，場をともにすること**はとても重要だと思います。同じ状況に身を置き，そこで行われている看護教員のわざや価値に触れることができるからです。いわゆる「状況に埋め込まれた学習」[4]です。どのような立ち居振る舞いをするのか，どのような言葉を用いるのか，なぜそうするのだろうかと考える，同じような場面で自分もやってみることでなんとなくわかってくることがあると思います。教員室が1つの施設ではこのようなことが常に起こっており，筆者（蔵谷）自身もそのなかでたくさんのことを学んできたと感じます。教育機関の規模が大きくなり教員数が増えることにより，例えば職位別，個室といった環境になることで，よい点もたくさんあるのですが，上記のような機会はひょっとすると減っているのかもしれません。意識的につくっていくことも状況によっては必要でしょう。

■ 教員同士の意見交換，ディスカッションを活発に

教員同士が，授業について意見を出し合い，授業を検討・調整するというのは，いつも行われていることでしょう。科目や毎回の授業の打ち合わせ，実習ミーティング，さまざまな会議などが該当します。例えば授業の打ち合わせでは，教材研究の幅やプロセス，目的や授業者の価値が反映された授業内容の精選，学生のとらえ方や理解度に関する見取り，それらに合わせた具体的な教授方法の検討やその実施のための準備や調整内容など，授業に至るまでのさまざまな事柄がどのように進められているのかを知るチャンスです。

技術演習の打ち合わせでは，その内容の調整だけでなく，演習での各教員の動き方に加え，個々の学生にどこまでどのようにかかわるか，といったことなどでしょう。これらに加えて，必要物品をどこにどのように配置するかといった演習の環境をどのように設定するか，デモンストレーションを見学した学生をどのように誘導するか，グループで演習する際に看護師役ではない学生（例えば患者役や観察者役の学生）をどのように見ていくのか，演習の進行に合わせてどのように自分の動きを修正していくのかなど，さまざまなことがあります。これらは授業に関する書籍などにもあまり書かれていないのですが，実は教員の価値や信念に基づいて行動している本質的なところだといえます。教員同士が，授業についてこのように習慣的に，あるいはそれぞれの考えで行っていることを意識化して，意見交換，ディスカッションすることは，**ともに学ぶ者同士の共通理解を深め，学習を広げることができる**欠かせないことだと思います。

あるところで，「看護の先生方は，どうしてそれぞれの領域であまり仲がよくないのでしょう」と言われたことがあります。それぞれの領域の専門性への意識が，他者からその

ようにみられることもあるのかなと思うと同時に，確かに言われた内容に納得するところもありました。看護を教えるなかで，「看護の対象はすべての人」「対象理解が大切」ということは誰もが承知していることです。しかしながら，「看護教員」という集団が上記の発言のように見えることは，そのなすべき役割と矛盾しています。これは教育においても同様にいえることで，1人ひとりの学生がすべての看護学領域の専門的な内容を学んでいくのです。看護教員というPLCを構築し発展させていくために，1つの科目，1つの領域はもちろんのこと，学校全体での意見交換を，教員1人ひとりが，より意図的にしていくことが必要だと思います。それが教育の質の向上につながります。

■ 自由に考えを述べ合い，語り合う場の構築を

　さらに，設定された打ち合わせや会議などではなく，任意に寄り合い，看護や授業，教育などについて語り合えることが，非常に重要で意義深いと感じています。ここで語られる内容には，前述した授業での出来事や授業中に目にしたことなどもありますし，そこで感じたこと，大事にしている看護，こんなことをやりたいという興味・関心，それらをやるための計画，こんな勉強会をしようなど，日常の仕事のなかのさまざまな事柄について起こったこと，感じたこと，考えたこと，とさまざまです。その人ならではの感覚，最もしっくりする言葉や表現で互いに聞き合い，語り合うことで，自身の姿を確認し，それぞれのよさも課題も違いも認め尊重し合えると同時に，互いに成長し合えるのです。そして，教員としてもっと学習していこう，明日も続けてがんばっていこうと勇気づけられます。

　しかし，この語り合いは，誰とでも行える，というわけにはいきません。その理由は，それぞれの信念・価値が大きく影響するからです。看護や教育についてのそれぞれの人の考え方を認め合い，信頼し合える関係がそこになければ，この語り合いは成り立ちません。そして，当然ながら，1人では成り立ちません。誰とどのように看護や教育を考えていくのか，相手を選ぶのです。このようなPLCも必要だと考えます。

2 複数の学校の教員仲間とつくる授業

　日本においては，組織的に行われる校内研修（授業研究会）を通して，教師仲間との関係（専門的な学習共同体/PLC）から互いに学び合う文化が構築されているといわれています[5]。
　では，看護教員は仲間とどのように学び合い，それぞれの専門性を高め合っているのでしょうか。

■学校を超えた学習共同体を構築するための授業研究

　ここでは，複数の学校の教員が共同で学び合う授業研究の実際を紹介します。
　2015年10月17日（土）～18日（日）の2日間にわたって，「授業研究の実際を体験し，自校および各自の授業改善につなげる」ことを目的に，石川県内の看護教員27名を対象に企画されたものです。研修会全体のコーディネートおよび講師を吉崎が，講師およびファシリテーターを蔵谷・末永が努めました。
　図7-1，表7-1に示したものが，授業研究研修会の大まかな流れです。

P ワークショップ型授業研究の企画とねらい

　今回の研修では，参加者の主体的な意見を引き出すグループワーク，各グループの発表といった活動を多く取り入れる，ワークショップ型の授業研究（第2章，p.22）を用いました。

■研究授業をどうするか

　当初は研修参加者の授業をビデオに録画し，「研究授業」として用いる予定でした。担当者の方も決まり，準備を進めていただいていたのですが，検討を進めていくうちに「参加者以外の授業を活用してはどうか」という案があがりました。その理由としては，学内で行う「授業研究」と違い，参加者のほとんどが初対面であるという状況が予測され，遠慮や緊張感を感じることで自由な発言や意見が出にくい，あるいは出しづらくなるのではないかと考えたからです。
　また，研究授業の対象となる授業者の負担感も気になりました。特に，今回の研修会においては「授業研究に対する抵抗感や不安をなくす」ことを第一の目標としていたため，「授業研究を嫌いになってほしくない」「研修後もぜひ仲間同士で授業研究に取り組んでほしい」といった気持ちが強かったこともありました。
　そこで，参加者が気楽に意見を述べることが可能と思われる，筆者ら（蔵谷・末永）の授業を用いることにしました。もちろん，授業者である筆者らも参加者の意見を得ることで，自分たちの今後の授業に生かすことができるとも考えました。

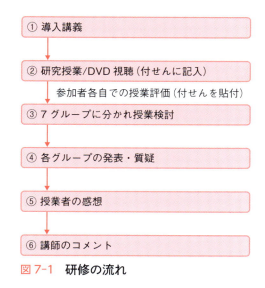

図 7-1　研修の流れ

表 7-1　研修スケジュール（1日目）

時間	内容
10：00～11：00	講義「看護教育における授業研究」
11：00～12：00	授業研究の実際（蔵谷，末永 体験談）
12：00～13：00	休憩
13：00～15：00	演習「授業ビデオの視聴と授業検討・評価」
15：10～16：00	グループ発表とコメント

■ 研究授業の VTR を作成する

　この授業は，1年生を対象に行った「看護学原論」の6・7回目で，単元のテーマは「看護とは――体験を通して考える①，②」です。授業設計については（第8章，p.90）を参照してください。

　授業全体の展開がイメージできることや，授業の目的やねらいがずれることのないように注意し，180分の授業のうち，約120分間分を30分程度のVTR授業に編集しました。編集は授業者の（蔵谷，末永）の2名で映像記録を確認しながら行いました。

D　授業を観察する（授業 VTR の参観）

　吉崎による，授業研究の目的（第1章，p.8），授業研究（レッスン・スタディ）の構造，方法，看護教育における授業研究の実際例についての導入講義の後，授業の参観（VTRの視聴）に移りました。このとき参加者には，授業を視聴（観察）しながら，前もって配付された付せんに，よい点・気づき・疑問などを書くように説明をしました（ピンクの付せんにはよかった点，水色の付せんには問題点や疑問点といったように，あらかじめ記入のルールを伝えておきます）。

表 7-2 授業の指導案（略案）

本時の内容：看護とは―体験を通して考える（看護学原論第 6, 7 回　短縮版）―略案
実施日：平成 27 年 5 月 19 日
学習目標：看護ケアの当事者としての体験を通して，「看護とは」について考えを深めることができる。

	内容	教師の意図
導入	○本時の目標を確認 ○看護体験のオリエンテーション	●初めてのユニフォーム着用は，多くの学生にとって看護学生であることの意識を高める機会であると考えられる。その気持ちを大事にしたい。 ●前回の授業から 3 週間たっていることもあり，これまでの学習を想起し，本時とのつながりを理解してほしい。
展開	○歩行の援助の実際 ●1 回目（役割交代の部分は省略） ●2 回目 ○脈拍の触知 ●自分の脈に触れてみる 　患者役・看護師役になり，看護師役の学生が患者役の脈拍に触れる（役割交代の部分は省略）	●どちらの体験においても，看護ケアを受ける人，提供する人，両者の体験を通して，看護とはどういうことかについて，自ら体験し，感じてほしい。 ●教員から方向づけるのではなく，学生の体験からわき起こる素朴な感覚を大事にしたい。
	○体験の感想を記録する	●体験で感じたことを早期に記録に残すことで 1 人ひとりの，また，繊細な感覚を一般化することなく表現してほしい。
	○体験の感想を共有する ●ペアあるいは周辺の学生と感想を共有する ●数名の学生の感想を聞く	●自分とは異なる意見を知りたいというニードがある学生たち。短時間ではあるがその思いにこたえたい。また，看護についての考えや感じ方は，それぞれ異なる。さまざまな考え方に触れてほしい。
まとめ	○まとめ	●看護ケアを受ける人，提供する人，両者の体験を通して感じたことを大事にしてほしい。 ●次の授業への導入としたい。

　授業 VTR が始まると，じっと食い入るように画面を見つめている参加者，授業案を何度も見直しながら，首をひねり考え込む様子の参加者，画面の中の学生たちの反応に「うん，うん」とうなずきながら次々と付せんに記入する参加者など，さまざまな参加者の姿がありました。

 グループで授業検討に取り組む

　VTR 視聴後は，グループに分かれ，各自で記入した付せんを，模造紙大に拡大した「本時の指導案（略案）」（表 7-2）の該当箇所に貼っていきました。付せんが貼られた授業略案をもとに，グループごとに授業検討を行います。それぞれが自分で貼った付せんについて簡単に説明を加えながら意見を出し合い，マトリックス図を用いて模造紙にまとめます（表 7-3）。今回は，タテ（列）の部分を「よい点」「疑問点・改善点」「改善策」とすること

表7-3 授業分析の一例

場面	よい点	疑問点・改善点	改善策
歩行の援助	・看護師としての感覚を実感し,楽しく参加している。 ・「安全・安楽・自立」の視点を与えたことで,援助者としての意識が高まった。	・1回目終了時,突然「安全・安楽・自立」の投げかけがなされた。 ・3人組がいたが,2人と3人では感じ方が異なる。	・2人を基本として偶数になるように調整。無理なら応援を頼む。 ・1回目終了後,学生の感想を聞く。
脈拍の触知	・高校までの経験を想起させていた。 ・専門用語を使わず説明し,体験に入った。 ・測定に集中していた。	・「数を数えて」という指示のもとに測定していた。その後,脈の大きさ,リズム,張りなどを質問されたが,学生の戸惑いはないか。	・導入はスムーズ(このまま継続)。 ・学ばせたい内容と教育者の教育内容を一致させる。 ・脈拍の性状はフィジカルで! ここではなくてもよいのでは。 ・学生の感想を聞く。
体験の感想を共有する	・援助する側,される側両方の意見が出されていた。 ・教員が教室内をラウンドすることで,意見を出しやすい雰囲気になっていた。	・脈拍の触知は歩行に比べ学生の印象が薄かった。 ・たくさんの学生の意見が聞けていなかった。	・グループで話し合わせる。

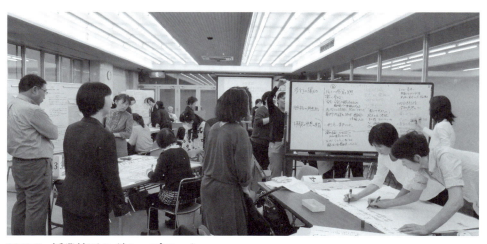

図7-2 授業検討のグループワーク

を伝え,ヨコ(行)の部分はグループが注目した授業場面を取り上げてもらうことにしました。

グループワークも中盤を過ぎたころ,グループが注目した授業場面〔マトリックス図のヨコ(行)の部分〕について,すべてのグループが「歩行の援助」「脈拍の触知」「体験の感想を共有する」の3項目を取り上げていることがわかりました。筆者には,30分の短縮授

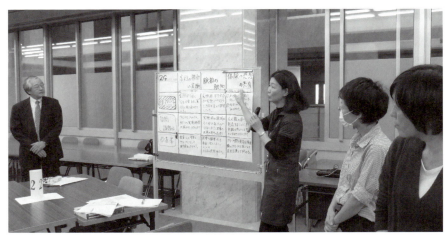

図 7-3　授業デザインの発表

業で授業のねらいが参加者に伝わっているのだろうかという心配がありましたが，「歩行の援助・脈拍の触知という2つの演習項目が，"体験から看護を考える"という目的にどのように生かされたのか，生かされていないのか」という授業者の気がかりを，参加者が的確に汲み取っていると感じました。

授業検討の間，講師はファシリテーターとして各グループの様子を観察します。どのグループも介入の必要はなく，自由な雰囲気で活発に意見交換が行われていました（図7-2）。

> ■ **ファシリテーター**
>
> 　ファシリテーターとは，ワークショップの進行役のことをいい，主にワークショップの時間管理や参加者の意見を中立の立場で引き出し，それらの意見をまとめるなどの役割を担います。
>
> 　ファシリテーターに大切なことは，参加者に何かを指導することではなく，参加者とともに学ぼうとする姿勢だと思います。今回の研修では，参加者が安心して発言できることや，その場を楽しめるような雰囲気づくりを心がけました。

■ グループの検討結果を発表する

　各グループの活動を，先ほど作成した模造紙（表7-3）を用いて代表者が発表します（図7-3）。このとき，時間は短くても，すべてのグループが発表することが大切だと思います。

　他の参加者は発表グループの周囲に移動し，ポスターセッションの形で発表を聞きます。ポスターセッションの形式をとることで，参加者が発表者に近く質問しやすくなり，より率直な意見交換や情報交換が可能となります。発表者にとってもさまざまな観点からの指摘やアイディアが得られるという利点があります。一方で，集まった人数によって

は，ポスターが見えにくいなどのデメリットもあるため，ポスターの大きさや配置なども重要になります。

以下に，あるグループの発表，質疑・応答の一部を紹介します。

1）参加者のさまざまな視点に触れる

参加者からは，「学生さんたちがみんな楽しそうだった。看護師としての感覚を実感していると感じた」「1回目の歩行の援助後，教員から"安全・安楽・自立"の視点を与えたことで，援助者としての意識が高まったのではないかと思います」といった感想があがりました。

また，「"看護ケアの当事者としての体験を通して，看護を考える"という本時の目標を考えると，3人組だと感じ方も異なるのではないかと思う。全員が同じ条件で演習ができるように調整する必要があるのではないでしょうか」「男女のペアがあった。1年生のこの時期（5月）でもあるため，ペアリングの配慮が必要だと思います」「1回目の歩行の援助終了時，突然"安全・安楽・自立"について学生に投げかけていました。学生の素直な気持ちを聞くなど，もう少し学生の発言を待ってもよかったのではないかと考えます」といった疑問や課題が出されました。

授業者からは，「ペアリングや男女のペアの調整については，まったく考えていなかった。その理由としては，初めて対象を援助するという体験だからこそ，はずかしさや戸惑い，緊張感など，それぞれが感じる自然な感覚を大事にしたいと考えたからです」「3人組については，当日欠席者が出て，気になりながらもそのままにしてしまった。参観者の質問に答えながら，あの時調整しなかったことについて，少し後悔していた自分に気づきました」「学生のにぎやかさに，つい，言うつもりのなかった"安全・安楽・自立"の言葉を口にしてしまった」と述べられました。

その他，研修参加者アンケートでは「"安全・安楽・自立"について，1年次の5月に"看護"として学ばせることに疑問を抱く人と，よいと感じる人がいるのだなあと感じた」「（活発な）騒がしい学生をおさめようとして，つい"安全・安楽・自立"と言ってしまったとおっしゃいましたが，その時"わかる～"と思いました。検討会での意見交換を通して，つい学生のことをコントロールしたい自分がいることにも気づきました」という感想がありました。

2）授業者のねがいに触れる

脈拍の触知においては，「高校までの経験を想起させてから，体験に入ってよかった」「専門用語を使わず説明していてよかった」「（体験の共有では，教員が）フィールドをラウンドすることで，意見を出しやすい雰囲気になっていた」という感想や，「（脈の）数を数えて」という指示で脈拍数を測定したあとに，脈の大きさ，リズム，張りなどについて聞かれていましたが，指示とは異なる質問に学生は戸惑うのではないでしょうか」という意見が出され，「脈拍の性状はフィジカルアセスメントで教えるなど，学ばせたい内容と教育者の教育内容を一致させる」といった，グループが考える改善策が示されました。

授業者からは，「脈拍測定はバイタルサイン測定の単元で学ぶため，ここで脈のとり方を教えるつもりはなかった。触れることがわからない学生に教えたくらいだったと思いま

す。脈拍数を数える指示をしたあとにリズム，張りなどを問いかけたのは，脈拍の性状をわかってほしいからではなく，人の身体，対象に触れることで感じたものは何だったのか，力強く脈打っていたのか，皮膚は湿っていたのかそうでないのか，そういった学生の無意識下にあるものを引き出したくて出た言葉でした」と説明がありました。

紹介したグループのように，すべてのグループの発表，質疑・応答を行っていきましたが，単に問題点についての指摘にとどまらず，1人ひとりの参加者が自分の授業にどのように取り入れていくかといった視点をもちながら意見を述べ，具体的な改善策を提案するという形のやり取りがなされていました。

今回は，グループ発表→全体の質疑→授業者のコメントの形で進行しましたが，検討会の予定時間やグループ数などによっては，グループ間の意見交換を多めに取り入れてもよいのではないかと思います。

A 授業改善

授業者からは，次のような感想が述べられました。

「VTRを用いての授業研究は過去に経験がありますが，90分授業を30分に短縮したVTRの授業検討は初めてでした。そのため，1つひとつの動きと授業全体とのつながりがうまく伝わらないかもしれないという心配がありましたが，検討会を終えた今，そんな心配は無用だったと感じています。

同じ授業場面を見ていても捉え方や注目する点が違い，その方略も多様でした。さまざまなご意見をいただき，自分たちの視野が広がった気がします。また，参加者からの質問に答えているうちに，授業のなかでの自分の思考と行動のずれなどが見えたことや，検討会のなかで質問の多かった歩行の援助や脈拍の触知の演習における授業者のねらいは，学生には伝わりにくい部分があったとわかりました。今後の授業改善の方向が見えたような気がします。ありがとうございました」

今回の研修会では，筆者らの授業を用いたため，各グループの話し合いに授業者は入らないという方法をとりました。グループで出された「課題」や「改善点」などは，授業者本人のリフレクションによって見えたものではないため，授業者としてどのような学びがあるのだろうと考えていました。結果としては，「グループの発表とそれに対する授業者のコメント」場面において，参加者は「授業者の視点を知り」，授業者は看護の専門家集団である参加者の「多様な授業の見え方」がわかる，といったもう1つの授業検討が行われていたことがわかりました。

これはワークショップ型授業研究だからこその成果ともいえ，授業研究の方法の1つとして有効であると感じました。

■ 授業研究会参加者の感想

研修会1日目終了後の参加者アンケートから，次のような内容が寄せられました。

1) 授業研究の方法がわかった

「VTR視聴後，ディスカッションするのはわかりやすく，どのように研究を進めるのか

というプロセスが頭のなかに入ってよかった」

「授業のVTRを撮って振り返ることで，授業中には気づきにくい点にも気づけて有効だと思いました」

「授業検討を実際どのように行えばよいか，体験を通して理解できました」

「付せんを使用していく方法は，よい点・課題・改善点がより具体化されて有効だと思った」

「研修を通して，どのように授業研究を行えばよいかが見えました。取り入れていきたいと思います」

2)「授業研究」はそんなに大変じゃない

「自らの授業でもこのように振り返りをして，よりよい授業にしていきたいと強く感じました」

「他の人の意見を聞き，再度授業構成をやり取りすることが大事だと感じた」

「授業研究の重要性と楽しさを実感した」

「自らの授業をよくするために，授業研究が非常に有意義なものであることを今回の研修で実感しました」

「"よい点""改善点"という視点をもってみることで，自分に返ってくるものの大きさが全く違うのだと思いました。ぜひもう一度自らの授業を振り返りたいと思います」

「授業研究（という言葉）からは，難しい，自分にはできないのではないかとイメージしていた。グループワークで他の教員と話をするうちに，日々のなかで多くの時間を使うのではなく，ちょっと集まって話し合う時間を作ればよいのではないかと考えた」

「自分でもできるという思いをもつことができました」

「日々の積み重ねが必要であるが，少しずつできることから始めるのでもいいのではないかと思う」

「学校全体で取り組んでいくことの重要性を感じました。自分から発信できるだろうか，という思いもありますが，できる所からやっていこうと思いました」

「自校では，授業研究を組織のなかでどう取り入れ活性化させるかが課題となっています。研修を通して，どのように授業研究を行えばよいかが見えました。取り入れていきたいと思います」

「実際にやってみることで，学校でもやってみよう，できそうかな……，と感じることができました。限られた時間のなかで，自分でも迷っていることから始めたいと思いました」

このように，授業研究に対する肯定的な受け止めが多く，研修参加者それぞれが自分のできる範囲内で「授業研究に取り組んでみよう」と感じたことがわかりました。筆者らの「授業研究に対する負担感をなくす」という目標に少し近づけたのではないかととらえました。

仲間とともに授業をデザインする

研修会の2日目は，吉崎[6]が開発した「授業デザインシート」（図7-4）を用い，7グループに分かれて「授業デザイン」の作成に取り組みました。

授業研究研修会の大まかな流れは，図7-5，表7-4 に示したとおりです。

■ 授業デザインの実際

授業デザインシート（図7-4）は，「授業に対する思い（思い）」「授業の発想（発想力）」「授業の構成（構成力）」「授業で用いる教材の開発（教材力）」「日常生活での問題意識（問題意識）」の5つの構成要素から成り立っています。授業デザインに取り組むにあたって，関連する資料などを準備できるよう，事前にグループが取り組むテーマを伝えてありました。単元テーマは「環境」「せん妄」の2つとしました。

各自の授業に対する「思い」や「ねがい」を語り合うことからグループワークが始まりました。「授業で何を学んでほしいかはすぐに出てくるけれど，"発想"と言われるとアイディアが出てこない」「頭が固すぎる！」「私は，あまり問題意識ももたずに何となく過ごしていたのかなぁ」などと，会話が行きかい活気があります。グループの多くは「授業の

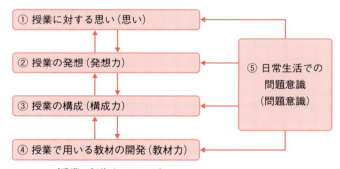

図7-4　授業デザインシート
（吉崎静夫：事例から学ぶ 活用型学力が育つ授業デザイン．ぎょうせい，2008）

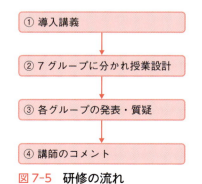

図7-5　研修の流れ

表7-4　研修スケジュール（2日目）

時間	内容
10：00～11：00	講義「看護教育における授業デザイン」
11：00～12：00	「授業デザインの実際」
12：00～13：00	休憩
13：00～15：00	グループごとの授業デザイン作成
15：10～16：00	グループ発表と講師のコメント

発想」と「日常生活での問題意識」について，時間をかけ話し合っていました。

グループの話し合いの結果は，模造紙に「授業デザインシート」に沿って記入してもらいました。

■ 各グループの成果を発表する

各グループで作成した授業デザインを用いて，代表者が発表します。このとき研修1日目と同様ポスターセッションの形で発表を聞きます。

以下，グループ発表の実際について，一部を紹介します。

あるグループは，看護専門学校2年生を対象とした，「成人看護学方法論Ⅰ」における「術後せん妄」について授業デザインを行いました。グループが作成した授業デザインは，図7-6のとおりでした。

参加者から「『術後せん妄』から映画の主人公につながった理由について，もう少しくわしく教えてください」という質問があがりました。発表グループからは「術後せん妄という状態を少しでも学生にイメージしてほしいという気持ちから，映画のなかの主人公の体験（現代から過去へタイムスリップする）という発想につながりました。また，せん妄のイメージが少しでもできれば，せん妄の発生要因や具体的な看護を考えることにつながると考えました」といった説明がありました。

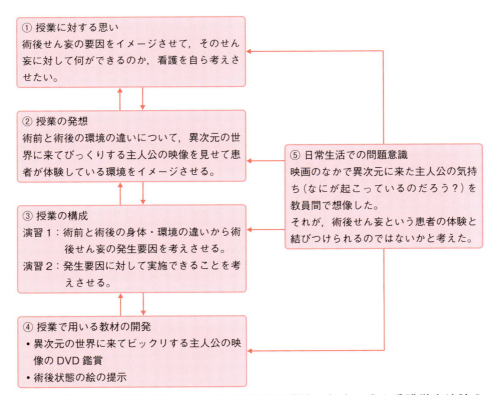

図7-6 作成した授業デザインの例（看護専門学校2年生　成人看護学方法論Ⅰ「術後せん妄」4グループ）

続いて「映画のなかで異次元に来た主人公の気持ちと術後せん妄という身体の変化が直接的に結びつかないように感じます。それというのは，手術を経験された方はわかると思うのですが，手術後麻酔から目が覚めたとき，人の意識は麻酔がかかった時点に戻ります。手術中の時間経過は本人の意識のなかに経験されていないため，手術による自律神経などの急激な身体的変化（例えば身体の痛みなど）がなぜ起きているのかわからない状態だと思うのです」といった発言も起こり，「術後せん妄という状態を，どのように工夫すれば学生がイメージできるのか」を中心に，活発な意見交換がなされていました。
　検討会後，グループの1人から，次のような感想が寄せられました。
　「術後せん妄の看護でグループワークをしました。人に自分の思い（意図）をしっかり伝えるというのは大変難しいなと思いました。
　術後患者さんが体験していることを，ある映画の主人公の驚きや不安を通してイメージしてもらえたら，という発想を授業のなかでどう結びつけるのかという課題をいただいたと思います。ねらいはそこよりも"せん妄の要因（身体的変化，環境変化）"をしっかり分析し，要因を抽出することで，看護師として要因除去のために何ができるかを学生自身で見出してほしかったので，つかみとしての教材活用のつもりだったのですが，映画のイメージが強くなってしまうと，学生にもこちらのねらいが正しく伝わらないと思いました。発想をねらいどおり教材化することの難しさを感じました」
　この方には「自分の考えを参加者にうまく伝えられなかった」という気持ちが残ってしまったようです。確かに検討会という限られた時間での意見交換ですから，全員が同じように理解することは困難な部分もあると思います。しかし，この方が授業検討会での意見を受け止め，自分の授業に対する思いやねがいを振り返ったうえで，「映画の発想」を次の授業へ生かそうとする思考につながっていることに注目したいと思います。授業研究は，検討会の場だけで行われるものではありません。こういった検討会での意見を受けて，**授業者自身が「授業を再検討する」**，これこそが「授業研究」だと考えます。

■ 授業研究会参加者の感想

　研修会2日目終了後の参加者からのアンケートには，次のような内容が寄せられました。
1)「ときどき・ちょっと・ひと工夫」だったらやれるかも
　「これまでの授業デザインでは時間がかかり，とっつきにくくて活用できていませんでしたが，今回の授業デザインのモデル図は，一面に描くことができて簡便に整理することができそうです。取り組んでみたいと思います」
　「授業デザインでは，"ときどき・ちょっと・ひと工夫"のキャッチフレーズで，少し気を楽にして取り組めると思いました。また，実践事例のように考えられると授業は楽しくなるな，と思いました。一方で，なかなか時間がとれない，というのも正直な思いです」
　「授業はマンネリになっています。授業に対する思いはありますが，その思いを伝えるために授業の構成，教材の活用など，少し工夫して授業を行っていきたいと研修を通して感じました。できることから何かやってみたいと考えています」
　「いろいろな授業デザインについて聞くことができ，日ごろの授業のヒントになった。

授業研究というと，とても荷が重いようにも思ったが，1年に1回など，ときどきでよいということを聞き，実践できそうでした」

「授業デザインの方法を実際に体験でき，日々の授業づくりに生かせていける，難しく考えなくても繰り返していけるのでは，と思いました」

2) 仲間の存在を実感する

「グループで活発に意見交換ができて，教材について視点のあて方，考え方と違いを語り合え，楽しく刺激になりました。自分ひとりではなかなか広がりや深まりができないことにも気づきました」

「教材研究の大切さをあらためて（反省もふまえて）感じました」

「演習を通して学びの共有ができた。自分たちの意見を先生たちに認めてもらえる感覚がうれしく感じました」

「いろんな先生方とお話しすることも刺激になりました」

「できるかできないかは置いておき，まずは自由な発想で考えてみることが大事だと思いました。それを自分以外の人に聞いてもらい，授業はひとりで考えずにいろんな人と作っていくべきだと感じました。明日から，また頑張れそうです」

「久しぶりに教育内容について話し合うことで，日ごろ自身が迷っていることや方策で困っていることが明らかになり，楽しく参加することができました」

「先生方が率直に悩んでいることなどを表現してくださることで，お互いに成長するためには複数で話し合うことが大事だということ感じました」

「自分と違う意見をおもちの先生から学ぶことが大きかった」

「教育することに対する責任を重く感じました。まずは，教育に関心のある教員仲間に学びを報告します」

■ 仲間とともに授業をつくろう

看護教員に求められる資質・能力は，**「看護実践能力」**と**「教育実践能力」**の双方が必要であり，かつそのバランスが重要だと示されています[7]。なかでも教育実践能力においては，①教育カリキュラムを理解し，作成・評価・改善できる能力，②授業設計および実施能力，③多様な学生を対象とする学生指導・評価の能力の3点を取り上げ，そのシステム作りも重要だが，教員個々の努力も望まれることが述べられています。

では，看護教員に必要な②の授業設計および実施能力とは，いったいどのような力なのでしょうか。筆者（末永）は，学生が，日々の授業を通して「"看護"に触れているという実感をもてること」と，「学生の看護に対する探求心が高まる」授業を実践する力だと考えています。そして，吉崎が「教師に求められる"授業力"の中核には，"授業をデザインする力"がある」[6]と述べているように，授業の質は教員の授業に対する思いやねがいを，どのようにデザインできるかによって左右されると考えています。筆者の場合，安心して授業の迷いや悩み，自分の考えを話せる仲間がいます。その安心感の基盤は，「よりよい授

業を」という共通の価値であり，相手に対する信頼感だと思います。私の意図を尊重した意見を投げかけてくれる仲間と話すことで，自分の思考も整理できるのです。特に授業後に感じる気がかりの多くは，他者視点での意見を聞き，授業デザインのプロセスをていねいに見直すことで，改善点が見えると感じています。

専門的学習共同体の構築をめざして

看護教員は，教育方法の工夫や手がかりを求めて学会や研修会に参加するなど，積極的に学習し実践につなげています。そして，自分の授業を振り返り，授業を改革・改善していく努力を重ねていると思います。しかし，その努力を1人で継続していくのは容易ではなく，限界があるのではないかと思います。

ある学会会場の書籍販売コーナーでのことです。山積みにされた本の数冊を手に取りながら「看護教員は"流行りものが好き"と言われるけど，本当にそうかもね」と知人がため息をつきながらつぶやいたのです。もちろん彼女も看護教員です。その理由を問うと，「(周りに)置いて行かれそうで怖いのかも。自分のやっていること(教育)が本当にいいのかわからないし，聞くこともできない」ということでした。いつもキビキビと仕事をこなしている姿からは想像できない発言に驚いた記憶があります。

仲間を信頼し，自分を開く

看護教員に限らず，教職につく者は「お互いに忙しいのだから言ってはいけない」「弱音を吐いてはいけない」「自分の力量不足と思われるのではないか」といった「仲間に頼れない」傾向があるといわれています。

今回の研修後アンケートのなかに，「授業の意見をもらうと批判されることが多いので，他の教員に見てもらうことに抵抗がありました。学校全体でなくとも，できる教員と一緒にやれる範囲でできるとよいと思いました」という感想がありました。筆者のこれまでの経験を振り返ってみても，この感想をくださった方のように，「授業研究でとても嫌な思いをしたために2度とやりたくない」と口にする教員が多数いました。学内での授業研究を「公開処刑」という恐ろしい表現をした人もいました。よほど辛い思いをされたのでしょう。

その時の確かな状況はわかりませんが，参加者の"授業"に対する意見や疑問の投げかけが，授業者にとっては，「自分に対する評価や指摘」に聞こえてしまったのではないかと推測します。授業をよくしたいという気持ちは同じはずなのに，なぜこのようなことが起こるのでしょうか。

1つの要因として，専門職に必要とされる「自律性」が関係していると考えています。「自律性」については多くの規定がありますが，筆者は，「教員としての価値判断や内的基準に基づいて，自己の責任のもとに意思決定していく力」であり，言い換えると「教員1人ひとりの価値・信念」だと考えています。

前述した学内での授業研究を例にとると，参加者の発言は「その人の価値・信念を通して語られたもの」ですから「その人の考え方」であって，授業者の思考や行為を規制するものではありません。そして，参加者の発言をどのように受け止めるかは「授業者の価値・信念」によるのですから，違って当たり前なのではないでしょうか。授業者の授業はその時，その場のその人自身であり，授業者のありのままの姿を映したものです。「よい・悪い」とか，「うまくいった・いかなかった」といったもので語れるものでもないでしょう。自身の授業をまるごと引き受けられる専門職としての自律性をもっと身につけていく必要があるのではないかと感じています。

　最後に，「参加者からの改善点などへの指摘を，気づき・改善として受け止められることが素敵だと思った」「講師がいつもにこやかで，学ぶことが楽しいと感じられたことが私のなかでも大きな気づきでした。教員が楽しいと学生にも伝わるのだと実感しました」という感想もいただき，大変嬉しく感じました。

　教員仲間を信頼し，その交流に開かれていくことは，教員の専門的な成長にとって大きな意味をもつのだと思います。私たち教員は仲間の学びから影響を受けると同時に，仲間の学びに影響を与えていると思います。そして，互いに学び合うことで得た，個人の学びが個人のなかだけで完結することなく，学校内や看護を考える集団に影響を与え続けることが教員としての役割であり，未来の看護をよくしていくことにつながると考えています。

> **Point　授業研究でここが変わる！**
> - 授業者・参観者の授業へのむかい方，すなわち授業デザイン（第1章，p.3）を知ることで，授業の見え方が深まる
> - 他者の授業の参観を通して，自らの授業の改善策が見えてくる
> - 施設を超えた看護教員の交流によって，「自分らしさ（まるごとの自分）」に気づくことができる

■引用文献

1) Hord S.M.：Evolution of the professional learning community. Journal of Staff Development, 29 (3), 10-13, 2008.
2) Hord S.M.：Professional learning community. Journal of Staff Development, 30 (1), 40-43, 2009.
3) Hord S.M.：Learn in community with others. Journal of Staff Development, 28 (3), 39-40, 2007.
4) Lave J. & Wenger E（原著）佐伯　胖（訳）：状況に埋め込まれた学習——正統的周辺参加．産業図書，1993.
5) 佐藤　学：教師というアポリア——反省的実践へ．世織書房，1998.
6) 吉崎静夫：事例から学ぶ 活用型学力が育つ授業デザイン．ぎょうせい，2008.
7) 厚生労働省：今後の看護教員の在り方に関する検討会報告書．2010. http://www.mhlw.go.jp/shingi/2010/02/dl/s2017-7b.pdf ［2017.5.17］

8 ●新たなカリキュラムの構築
カリキュラムの改善・開発に取り組もう

> **今回の授業研究でめざすこと**
>
> 学生が主体的に看護を考える科目に発展させるために，どのように授業を改善していけばよいだろうか。

　授業研究の目的の1つは，カリキュラム開発と連携して授業研究を行うことです。その際，カリキュラム開発の途中の段階で行う授業研究はカリキュラムの形成的評価のためであり，カリキュラム開発の終了段階で行う授業研究はカリキュラムの総括的評価のためです。

　今回は，M大学1年生82名を対象に実施された，筆者ら（蔵谷・末永）によるチーム・ティーチングの授業を事例として取り上げます。この授業は，看護学原論のなかの6・7回目で，本時のテーマは「看護とは——体験を通して考える①，②」です。ここでは，基礎看護学領域の導入教育である「看護学原論（看護学概論と呼ぶ看護大学や看護専門学校も多い）」を単なる受け身の科目ではなく，学生が主体的に看護を考える科目に改善・開発しようとする授業者の思いをもって行いました。

■ 看護学原論を改善・開発するための授業研究

P 授業設計

　本学では，2015年4月からカリキュラムを変更しました。大きな変更ではないのですが，基礎看護学領域においては，学習の順序性を再検討し，科目の学習順序を変更しました。その1つとして，これまで1年次後期にあった「看護援助論」の一部を，1年次前期に移しました（表8-1）。したがって，今回の「看護学原論」と並行して「看護援助論Ⅰ」（日常生活の援助の一部）が学ばれており，「看護学原論」の概念と，「看護援助論Ⅰ」の具体性を連動させながら授業を進めています。

　今回の体験の時期は，「看護援助論Ⅰ」のベッドメイキングの演習直後の時期であり，これも意図したものです。この授業の後にも，「看護学原論」の「看護の倫理」に「看護援助論Ⅰ」での演習を連動させて，自分たちの行う援助のなかにどのように倫理的要素が含ま

8 カリキュラムの改善・開発に取り組もう

表8-1 カリキュラムの変更前と変更後の基礎看護学領域の科目構成

	1年次		2年次	
	前期	後期	前期	後期
〜2014年 変更前	看護学原論（1）	看護コミュニケーション論（1） 生活援助論（3） 看護過程展開論（1） 基礎看護学実習Ⅰ（1）	治療援助論（2） フィジカルアセスメント（2）	基礎看護学実習Ⅱ（2）
2015年〜 変更後	看護学原論（1） 看護援助論Ⅰ（1）	看護援助論Ⅱ（2） フィジカルアセスメント（1） 基礎看護学実習Ⅰ（1）	看護コミュニケーション論（1） 治療援助論（2） 看護過程展開論（1） 看護過程演習（1）	基礎看護学実習Ⅱ（2）

〔（　）内の数字は単位数〕

れているか，倫理的ジレンマに直面した場合どうするか，を考えることを計画しています。

また，看護学原論では学生各自が，授業と並行して，ナイチンゲールの『看護覚え書』をゆっくりていねいに読み進めています。これも具体と抽象を自分たちで統合していく1つの手立てと考えています。

本時の学習目標は，「**看護ケアの当事者としての体験を通して，『看護とは』について考えを深めることができる**」です。看護ケアの当事者というのは，看護を提供する人だけを指すのではなく，看護ケアを受ける人も含みます。両者を体験し，看護とはどういうことかについて，まずは感じてほしいと考えています。そのうえで，ナイチンゲールやヘンダーソンの看護の定義，また，ある程度一般化されている職能団体による看護の定義などを知り，自身の感覚と照らし合わせながら「看護とは」なんだろうと理解を深めてほしいと思っています。

授業の時期は，ユニフォームが届いた直後の時期に合わせています。初めてユニフォームを着て，気恥ずかしさや面映ゆさ，うれしさなど，いつもの気持ちとはちょっと違う状況，看護学生としての意識がちょっと高まる状況において，最初にユニフォームを身につけることの意味を話してから始めます。昨年度から体験項目を2つに絞り，時間的にも少し余裕をもちながら行うようにしました。その結果，昨年度は「援助を受ける」「援助を提供する」両方の視点からさまざまな看護に対する感覚が表現されました。その感覚をもとに，今回の計画をしています。

体験項目は「歩行の援助」と「脈拍の触知」です。昨年と同様，「歩行の援助」を末永が担当し実習室で実施，「脈拍の触知」を筆者（蔵谷）が担当し教室で行います。2人は日頃から授業について，いろいろと相談，検討をしており，この体験に関しても，それぞれ学生の状況に合わせてその場で判断実施して進めることで了解しています。それが可能なチームであることが最大の強みです。

一方で，昨年度の実施と異なり，今回は2コマ続きの授業になっていることが，少し気がかりでした。体験の後，時間をおくことなく，「看護の定義」などの講義が続きます。体験の後，レポート記述の時間を授業時間内に設けたり，それらを学生間で共有する時間も計画に入れましたが，体験を生かしながら，そのまとめと講義をどのようにつなげていくかについて，最後まで迷いました。また，意図的に組み替えた科目構成ですが，「看護学原論」と「看護援助論Ⅰ」の授業が並行して進むようにしたことで，昨年度の学生のように演習を全く行っていない段階の学生と，今年の学生のようにいくらか看護援助の演習を進めている学生とで，果たして体験の感じ方に違いがあるのかどうか，そこは予測が難しいところでした。

D 授業実施（授業観察とデータ収集）

　本時は，導入，展開，まとめで構成されました。

■ 導入

　導入において，ユニフォーム着用状況の確認と着用の意味が説明されました。なお，学生にとっては，初めてのユニフォーム着用でした。そして，授業者（蔵谷）は，ユニフォーム着用にあたっての髪の整え方について，次のような注意をしました。
　「みなさん，これから，看護をいろいろしていくんです。（下を向いて見せ）こうやったときに（髪が）垂れたら，相手の人にあたったり，髪の毛がパラって落ちたり，自分の髪の毛が崩れたら，そっちが気になっちゃったり，いろんな状況が起こると，目の前の状況に集中できないし，そんな気持ちがなくっても，相手の方に不快な思いを与えますね。きれいな，何も菌がいない状態のところにかかわったりするときに，みなさんの髪が揺れて，ほこりが落ちたら，それは，誰に危害がかかるかっていうと……，わかりますよね？ですので，ちゃんと，動いても，髪がまとまっている，崩れてきたり（する）心配がない，見た目も美しいように，髪の毛を整えてください。いいですか？」

■ 展開：看護ケア体験「歩行の援助」「脈拍の触知」

　本時の目標を確認した後，2つのグループに分かれて看護ケアの体験を行いました。1つのグループは「歩行の援助」であり，もう1つのグループは「脈拍の触知」です。なお，それぞれのグループの学生は，後半は入れ替わって体験活動を行いました。このように，講義だけでなく体験活動を取り入れていることが本時の特徴です。そして，看護ケアの当事者としての体験を通して，「看護とは」についての考えを深めてほしいと，授業者は願っています。まさに，これらの体験活動が看護学原論の改善・開発の鍵なのです。
　ここで，末永が担当した「歩行の援助」場面の様子を紹介します。
　「みなさんには，看護師として，ペアの方を誘導して一緒に歩くという援助をしてもらおうと思います。一緒に歩いている方は，目が見えないという設定です。患者さんになった人は，ちゃんと目をつぶって，看護師役の方に誘導されるように歩いて行っていただきます。1回目は，いろいろ言いませんので，よく考えて，看護師さん，目が見えない患者

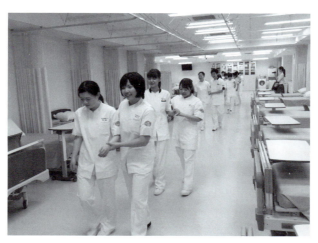
図 8-1　歩行の援助をする学生たち

さんにそれぞれなりきって歩いていただきます」

　演習内容の解説を受けた後，学生たちは，看護師役・患者役の2人1組でスタートラインに立ち，まず，どのように手を組むか，何度かいろいろな組み方を試してみたのち，歩き始めます（図 8-1）。

患者役	「恋人みたい！」（笑）
看護師役	「目，つぶって！」
看護師役	「じゃあ，行きますよー」
患者役	「はい」
（看護師役と患者役，歩き始める）	
患者役	「こわーい！」
看護師役	「こわい？」

　その後，役割を交替してもう一度出発し，帰ってきて，全員集合します。

　末永先生は，「みなさんを見ていると，一所懸命支えているのはわかるのですけれど，看護技術のところで習いましたね？　患者さんには，何が大切でしたか？」と問いかけます。しばらく，末永先生は，学生の反応を見て，答えが出るのを待ちますが，はっきりとした意見は出ませんでした。そこで，末永先生は，「『安全・安楽・自立』って，習いましたよね？　そう考えて援助できていましたか？」と，再び問いかけます。

　そして，「どうだろう？　振り返ってもらって，よく考えてもらって……。安全・安楽・自立をちょっと今考えてもらって，もう1回援助やってみましょうか。看護師さんとして」と，提案します。学生は，ペアで顔を見合わせて苦笑いをしています。さらに，お互いに感想を言い合い，笑い合い，一気ににぎやかになります。

　末永先生は，「安全，考えてた？　自立は考えてました？　そこをもう1回考えて」と

さらに問いかけます。学生は，次はどのように援助するかをペアで話し合っています。ある学生は，「自立だから，自分で歩けるようにしなきゃいけないから，なるべく自分で行くようにする」と，ペアの学生に伝えていました。

この学習活動は，体験したことを振り返り，反省的思考をすることで，「看護とは何か」ということを真剣に考える機会となっていました。

まとめ

その後，学生はレポートに自分の感想を書き，自分の体験を仲間と共有しました。

後半の授業とまとめでは，さまざまな看護の定義と，「看護とは何か」を考えるために必要な概念（人間，健康，環境，看護）が授業者（蔵谷）によって説明されました。

C・A 授業評価・改善

授業者自身の振り返り

まず，授業者（蔵谷）がこの科目（看護学原論）の特徴と改善点について説明しました。

「この科目は，学生が入学して，初めて学ぶ専門科目です。昨年までは，1学年の前期では，専門科目はこの科目だけだったのです。具体的な看護ケアの科目などがないまま，この科目だけが，専門科目で入っていました。『専門科目』ということで，学生は熱心に受講してくれるのですが，原論ということで抽象度の高い内容と，はっきりしないものが多いという印象をもっていました。そこで，できるだけ具体的な内容を入れたいと思って，体験活動を取り入れました」

続いて，もう1人の授業者は，次のように本時の活動を振り返りました。

「私は，歩行のところを担当させてもらったんですけど，前半のグループには，ちょっとかかわりを失敗したって思いました。学生が，すごくうるさかったのです。本当にうるさくて，1回回ってきたときに，『キャー，こわかった』『わー，こわかった』『ねえ，ねえ』みたいな，そういう感じだったので，言うつもりがなかった『安全・安楽・自立』のキーワードを言ってしまったのです。（うなだれるように）『言っちゃった』と思いました……。本当は，学生から出てくるといいな，と思いながらかかわっていたのですが……」

「昨年の学生は，『こわかった』もあったのですが，『手が温かかった』とか，『暗いところで，本当にすごくこわかったんだけど，声がうれしかった』とか，何か本当に全身で感じたことを言ってくれたのです。だから，後半のグループの学生には，キーワードを言わないように，『あるよねえ。何か，大事なこと』みたいに，遠回しに言いました」

外から見ているとうまく展開していると思えることも，授業者はまったく異なる認識をしていたことがわかります。そこに，1年生に看護ケアの体験活動をさせることの難しさがあるようです。

参観者の気づきからの振り返り

同じ基礎看護学を担当されている参観者は，次のような感想を述べられました。

「私も実は昨年，倫理の授業が終わった後，看護活動というところで，看護学の展開は，

人との相互作用が基盤になるのだということを実体験させたほうがいいのかなと考え，『目隠し歩行介助体験』と『触れるという体験』を取り入れました。なので，それと比較すると，学生を自然に動かしているなと感心しました。私の授業では，私1人だけで見なければならず，何か危ないことがあっちゃいけないというので，『こういった状況の人を介助するってことはね……』というように『安全・安楽・自立』について説明してから，学生に『目隠し歩行介助体験』をやらせました」

　「本時では，直前に学生を動かすまで，いろいろ言わなかったところに，意図があるのかなと思いました。今回のように，学生は事前にイメージしてから動くより，その場にスッと入って動いてみるほうが，体験としては自然だったのかなと感じました」

　このように，学外の看護教員は，本時の体験活動を高く評価していました。

　看護学原論（看護学概論）のカリキュラム改善・開発には，**学生の主体的な学習（アクティブ・ラーニング）を促す体験活動（看護ケアなど）をどのように取り入れるのか**ということがポイントとなります。その意味では本時の実践は貴重なものであり，その実践を授業研究によって検討することが，看護教育のカリキュラム改善・開発にとって必要なことだと思います。

■ 看護教育のカリキュラムの改善・開発と授業研究

■ カリキュラム改善・開発のレベル

　看護教育のカリキュラム改善・開発にはいくつかのレベルがあります。そして，そのレベルによって，授業研究のやり方も違ってきます。

　看護教育カリキュラムを例にあげながら考えてみましょう（図8-2）。看護のカリキュラムは，まず5つの分野（基礎分野，専門基礎分野，専門分野Ⅰ，専門分野Ⅱ，統合分野）に分かれ，基礎分野から統合分野までのシークエンス（系列性）を構成しています。カリキュラム改善・開発の「レベル1」は，これらの**分野レベルの改善・開発**を意味しています。

　次に，それぞれの分野には，いくつかの領域があります。例えば，専門分野Ⅱには，成人看護学，老年看護学，母性看護学，小児看護学，精神看護学といった領域があります。そこでは，対象特性に応じた看護の方法を学ぶことが目標となっています。ちなみに，在宅看護論は，統合分野に位置づけられています。カリキュラム改善・開発の「レベル2」は，これらの**領域レベルの改善・開発**を意味しています。

　さらに，それぞれの領域には，いくつかの科目があります。例えば，成人看護領域には，成人看護学Ⅰ～Ⅵまでの6つの科目があります。カリキュラム改善・開発の「レベル3」は，これらの**科目レベルの改善・開発**を意味しています。

　このように，看護教育のカリキュラム改善・開発は，レベル1が「分野レベル」，レベル2が「領域レベル」，レベル3が「科目レベル」ということになります。もちろん，それぞれの専門学校や大学によってレベル分けに若干の違いが生じるかもしれません。しか

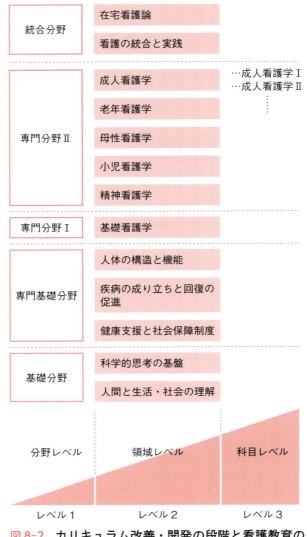

図 8-2　カリキュラム改善・開発の段階と看護教育の
　　　　カリキュラムとの相関

し，カリキュラムの改善・開発にとって大切なことは，カリキュラムをいくつかのレベルに分け，さらにそれらの相互関係を考えながら，卒業時の学生の姿を明確にすることです。そして，授業研究はカリキュラムの改善・開発を促し，教職員の共通ビジョンを確認するために行われます。

■ それぞれのレベルに合わせた授業研究の方法

　それでは，レベル 1 のカリキュラム改善・開発のためには，授業研究をどのように行ったらよいのでしょうか。ここでは，分野を構成する領域や科目の相互のつながりを考えながら，その分野の授業を担当する教員がある科目（毎回対象とする科目は変わる）を対象に年に数回程度みなで授業研究を行います。もちろん時間割の関係で，当該の授業を観察

できないときは，ビデオで授業を見ることも考慮に入れます。ただし，授業検討会は特別な時間を設けてできるだけ多くの教員が集まれるようにします。いわゆる「授業のカンファレンス」です（第2章，p.19）。そして，授業研究を通して，分野レベルのカリキュラム改善・開発を行います。

　次に，レベル2のカリキュラム改善・開発のためには，授業研究をどのように行ったらよいのでしょうか。例えば，第7章で取り上げた授業実践が参考になります（p.67）。そして，この授業では，5名の同僚教員が看護師役，家族（妻）役，家族（娘）役，医師役，患者役としてロールプレイに参加しました。さらに，翌日の授業後に，その授業に参加した同僚教員と授業者が授業についてリフレクション（振り返り）を行いました。その結果，授業者は，授業のなかで起きていることを，自分のなかで再確認することができました。このように，同じ領域を担当する同僚教員（必要に応じて他の領域を担当する教員を含めて）がその領域の目標を意識しながら授業研究を行うことによって，レベル2のカリキュラム改善・開発につながると考えます。

　さらに，レベル3のカリキュラム改善・開発のためには，授業研究をどのように行ったらよいのでしょうか。ここでの授業研究は，それぞれの科目の改善・開発のために行われます。したがって，各科目の担当者が，自らの授業を対象にPDCAのサイクルに基づいて授業研究を行うことになります。これまで本書で取り上げてきた授業研究の事例は，ほとんどがこのレベルの授業研究です。本章で取り上げている「看護学原論」の授業研究もこのレベルに該当します。

　ここで留意すべきことは，この科目（看護学原論）が基礎看護学のなかでどのような役割をもち，他の専門分野や統合分野の学習にどのようにつながっていくのかを考えながら，当該科目の改善・開発を行う必要があるということです。そのためには，他の領域・分野の科目を担当する教員にも授業研究に参加してもらう必要があります。

看護学原論（看護学概論）の内容・構成を改善・開発するポイント

専門基礎分野，専門分野の科目構成や内容を知っておくこと

　看護学原論というと，看護や看護学の根本にある原理を論じるという意味合いが強くなりますし，看護学概論というと，看護や看護学の全体を見渡してその概要を述べたものということになるでしょう。いずれにしても，その内容は深く広いので，どのような内容を盛り込むか，どのような構成にしていくかは多種多様となります。そこでまず必要となるのは，内容の抽出とそれらをどこまで扱うかという判断です。

　内容抽出にあたっては，まずは，さまざまなテキスト類を並べ，そこにあげられている内容を確認・概観します。例えば自校の専門基礎分野，専門分野の各科目の構成，含まれる内容とを照らし合わせ，第1段階として，扱う内容と程度を絞り込みます。こうすることで，初めて看護学を学ぶ学生が，今後どこでどのように看護を学んでいくかを明確にでき，それぞれの内容を扱うときに学生自身の学びの構造化を助けるものになると考えま

す。最初の専門科目として，専門基礎分野，専門分野の科目構成や内容を知り，ここでの学習内容がどこにどのようにつながっていくのか，その道筋をつけておくことは他の科目以上に重要であると考えます。

■ 授業者の考え方を明確にしていくこととその吟味

筆者（蔵谷）は，「看護学原論」では，健康・人間・環境・看護という4つの概念のほか，看護の変遷，看護という職業，看護の目標と看護活動，看護における倫理，保健・医療・福祉システム，看護と社会という内容を取り上げています。基本的には，「看護とは何か」ということをひたすら考えてもらえればいいなと思っていますので，どの内容に関しても，「看護とは何か」というところに向かって，具体的内容や方法を考えています。また，1つの事柄がさまざまな事柄につながっていることを示し，看護・看護界がダイナミックに動いていること，自分たちもそのなかにいて，これからその中心になっていくことなどを伝えています。

以前，ある学会の交流セッション「基礎看護学の専門性を考える」で，「看護学概論（看護学原論）」を担当されている先生方と，科目にどのような内容を盛り込んでいるか・盛り込むか，というワークをしたことがあります。そこで上記の「看護と社会」をあげたのは筆者（蔵谷）1人でした。

「看護と社会」の授業内容を簡単に紹介します。ここでは，その時々のトピックスを4～5件テーマとして取り上げ，そのなかから1つを選択して，

①それはなにか（どのようなことか）
②テーマに関して，一般社会ではどのように取り上げられているか（一般社会のなかでどのように，記事にされたり，話題にされているか）
③そのテーマの焦点はなにか（どのようなことが話題や問題・課題になっているのか）
④その事柄が起こった背景と現在までの経緯（動き・変化）
⑤そのテーマで使用されたり関連している専門用語・特殊な用語などの説明
⑥そのことについての社会および看護界の対応や取り組み
⑦今回のワークを通しての感想

というように，同じテーマを選択した学生同士でグループを作り，ワークをしてもらいます。ワークにあたっては，基礎資料を提示し，進め方を示し，全面的に相談に乗ることを約束します。その結果は資料を作成し発表してもらいます。例えば，外国人看護師の導入について，看護師の離職について，新人看護職員卒後研修の努力義務化についてなどです。

発表を受けて，それらの内容が自分たちの国家試験や教育に影響を及ぼしていること，労働環境などにも関与し，まさに医療・福祉・看護や教育が社会の影響を受けながら変化していること，さらに，そのような状況のなかに自分たちが身を置き，仕事を継続していくことを実感してもらい，責任や覚悟，やりがいなどを呼び起こしていきます。

以前このワークを行ったときに「看護の仕事はいろいろと大変なことがあるけれど，それらを乗り越えていく力を私たちはつけていかなければいけない」と感想を述べたグループがありました。学生たちが現状の課題を自分たちのこととして受け止めており，授業者

の意図が伝わったと感じた場面でした。

　看護職者は，日々の職務に励んでいると感じます。しかし，それは自分たちの世界のなかだけで行われていたり，了解されていて，一般の社会から見てみると何をしているのかわからない，一般社会には伝わっていかないと思うことが多々あります。看護界の入り口に立った初学者である学生たちだからこそ，一般社会と看護界とを柔軟に行き来して，どちらの世界からも物事をとらえられるようになってほしいというねがいがあります。「看護学原論（看護学概論）」の中身は，どれも答えがない，あるいは一様でないものばかりです。そのような混沌のなかに入っていくことを自身のことと受け止めてもらいたいと思っています。そして，そこをどのように歩んでいくかを決めるためのしるべ，考え方，何を手がかりにしていけばよいのかを，教員は伝えていくことが必要ではないかと考えています。

◾ 具体的な事象と結びつけて考えられるように

　「看護学概論（かつて勤めていた施設での科目名）」を担当して2，3年目のころ，授業の内容に関して，学生に「理想ばかり」と言われたことがあります。決してそのような気持ちはなかったのですが，言われてみて，確かに定義や考え方，看護の役割，倫理などといったことを伝えていくなかで，そう感じるかもしれない，と納得できました。

　その理由として，扱う内容やその素材に関して，抽象度が高いまま扱い，具体的な状況や事象との結びつきが少ないことが考えられました。初学者ですから，看護場面の状況一つ取り上げるにもわかっていることが少ないため，難しいのです。以降，学習内容をできるだけ具体的な事象と結びつけることを意識しました。例えば学生からよく聞かれるのは，「患者さんを尊重する」というように学んだけれど「敬語を使わずに話している場面をよく見る」，その人の自立性に合わせて援助すると学んだけれど「ゆっくり時間をかけてあげれば自分でボタンを留めることができるのに，看護師は待たないで自分たちでやって終わらせてしまう」などについての対応です。

　すべての看護師が完璧に看護を行っているということはありえないことですから，患者さんが尊重されない，自立度が反映されないかかわりもたくさんあるのが現実です。そんなとき，確かにそういうことがあることを認めるとともに，その患者さんと看護師の関係性はどのようになっているだろうかという問いを投げかけてみます。尊重するということが守られていない場面もありますが，入院後の患者―看護師関係のなかで，その方とのコミュニケーションの図り方，信頼関係の形成過程において生まれてきたのかもしれないかかわり方の1つとして，「敬語を使わない」ことを意図的に行っていることもあるでしょう。また，患者の表情から学生には気づけていない疲労感を読み取り，いつもは患者自身でできることに看護師が手を添えることもあると思います。

　同じ事象を見ても，そのことについての理解や解釈は専門家と初学者はまったく異なります。その見え方の違いや意味を伝えていくことで，現状と目標や理念といったものとを統合して理解を深めていけるのではないかと考えます。

■ 学生の興味・関心，学ぶ気持ちを支えたい

　専門科目の最初となるこの科目では，学生たちはとても真剣に，授業に臨んでくれます。専門用語はもちろんのこと「健康」「人間」といった言葉についても，その意味を深く考えさまざまな解釈やとらえ方があることを知るのは初めての体験です。「へぇ，そんなふうに考えるんだ」「これまで考えたことのない考え方を知りおもしろい」「なにがなんだかよくわからない」など素直で素朴な感想が表現されます。互いの考えを聞き合ったり一緒に考えたり，1人で考えたり，自分たちで調べたりつくったりといった参加型の学習も好きだという意見がよく聞かれます。

　そのような興味・関心，取り組みの姿勢を支えられる授業にしたいと考えています。

　上記のような状況から，筆者（蔵谷）にとって，「看護学原論」の科目はいろいろ工夫ができておもしろいと思う半面，何をどのように取り上げ組み立てるか，その方法は……と毎回悪戦苦闘している科目でもあります。すべての授業にいえることですが，そうやって考え続けていくことが改善・開発につながるのではないかと思っています。

> **Point　授業研究でここが変わる！**
> - 分野ごとの科目構成や内容を理解し，学びのつながりを意識することができる
> - 授業者の考え方を明確にし，吟味することができる
> - 学生の興味・関心，学ぶ気持ちを支える授業づくりができる

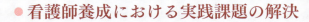

9 教育と臨床の乖離を軽減する
●看護師養成における実践課題の解決

> **今回の授業研究でめざすこと**
>
> 看護師教育において，教育と臨床の乖離を軽減するためには，どのように授業をつくり，どのように授業を改善していけばよいだろうか？

　新人看護師の離職問題に端を発し，看護基礎教育と臨床の乖離が指摘されて約10年が過ぎました。その間，教育と臨床それぞれの立場で乖離をなくすための対策に取り組んできましたが，今なお，互いの距離が縮んだとは言い切れません。

　では，教育と臨床の乖離を軽減するためには，どのような授業づくり（授業研究）を行ったらよいのでしょうか。

■ 教育と臨床の乖離を軽減する授業づくり

　ここでは，筆者ら（蔵谷・末永）がL看護師とともにM大学2年生82名を対象として行った授業を取り上げます。この授業は，科目「治療援助論（60時間）」のなかの19・20回目にあたり，「薬物療法を受ける患者の看護（16時間）」のまとめとしての意味があります（表9-1）。「治療援助論」は専門分野Ⅰ「基礎看護学」のなかに位置づけられており，「基礎看護学実習Ⅱ」につながっています。

P 授業設計（授業構想と授業案の作成）

■ 授業構成のねらい

　「薬物療法を受ける患者の看護」のまとめとして，「点滴静脈内注射の学習に関して，実際に注射ができる・する，という授業のとらえかたもあるが，初めて薬物療法を学んだ学生は，その実施ができる状況にない。まずは，実施中の患者の点滴の管理や生活への援助ができるようになってほしいと考えていること，また，臨床で点滴静脈内注射を行っている患者は多いが果たしてそのすべての方に本当にその必要があるのかという疑問，それらを感じたり判断できるようになってほしい」「大学で学ぶ学習と臨床での実際が別ものではなく，基本は同じであり，それぞれの患者の場面においてつながっていることを理解し

表 9-1 「薬物療法を受ける患者の看護」の授業計画　　　　　　　　　　（16 時間/8 コマ）

回数	内容
1, 2 回	薬物療法の意義, 与薬に関する法律, 与薬の援助, 与薬の適用方法
3, 4 回	注射による適用の原則と留意事項, 皮内注射, 皮下注射, 筋肉内注射の特徴と適用方法
5, 6 回	静脈内注射の目的・分類・適応, 点滴静脈内注射の準備, 点滴静脈内注射の穿刺部位, 速度, 点滴静脈内注射を受けている患者に必要な看護
7, 8 回	薬物療法を受ける患者の看護, まとめ

てほしい」といった授業者の考えから,「点滴静脈内注射を受けている患者の看護の実際に触れる」「点滴静脈内注射を受けている患者の状況をイメージでき, 対象に必要な看護を考えられる」ことをねらい, 実習指導者の役割をもつ L 看護師がメンバーとして加わり, 授業・演習を計画しました。そこには「大学と臨床の乖離をなくしたい」「机上で学ぶ知識が実際の現場でつながっていることを理解してほしい」という教員, 臨床看護師の思いがありました。

■ 展開での工夫：臨床看護師との事前の打ち合わせ

L 看護師との事前の打ち合わせで, 教員は,「ゲストスピーカーといった立場ではなく『授業者の 1 人』として, ともに授業をつくってほしい」ことをあらためて伝え, 話し合いを始めました。

本学のカリキュラムにおける「基礎看護学」の位置づけと対象学年の既習科目,「治療援助論」の目的・学習内容・授業計画について説明を行ったのち, 単元「薬物療法を受ける患者の看護」の目的・目標, 授業のねらいなどを資料を用い確認し合いました。学生の普段の様子や学習状況なども交えながら, 授業の大きなねらいである「**臨床現場のリアリティ**」を学生が感じ取れるためには, 何をどのように工夫すればよいか, それぞれの役割や動きも含めて話し合いました。

L 看護師からは, 新人看護師の看護技術習得状況の現状や, 院内研修での工夫, 困難など, 卒後教育担当者としての考えが話されました。教育と臨床がどのように連携をとっていく必要があるかなど話はつきず, このような話し合いの場こそ, 互いの距離を縮めるための一歩になると感じました。

話し合いを経て作成された授業案は, 表 9-2 のとおりです。

D 授業実施（授業観察とデータ収集）

授業は, 表 9-2 に示したとおり,「導入」「展開①〜③」「まとめ」という 5 つの分節で展開しました。

9 教育と臨床の乖離を軽減する

表9-2 点滴静脈内注射を受けている患者の看護：演習

学習目標
- 臨床看護師の実践を通して，点滴静脈内注射を受けている患者の看護（点滴静脈内注射の準備〜点滴静脈内注射を受けながら生活する患者の看護）を学ぶ。

授業案

	時間	内容
導入	20分	●前回の振り返り（点滴静脈内注射） ●本時の目的
展開①	30分 （予備時間含む）	1. 点滴静脈内注射の準備から実施まで—看護師の技に学ぶ（1） 1) 看護師はどのように行っているか：看護師の点滴静脈内注射の準備から実施まで 　●看護師の行動をVTR視聴（場面の状況の解説を加えながら） 　　＊3年目の看護師（10分）と1年目の看護師（5分） 2) 上記プロセスにおいて，看護師は何を考えていたか（10分） 　　＊VTRは上記看護師のインタビューを含む
展開②	20分	2. 点滴静脈内注射を受けている患者の看護 1) 点滴静脈内注射を受けている患者の移動の援助 　　＊事例を提示し，その事例の援助をグループで計画する
休憩10分		
展開② （続き）	80分 （予備時間含む）	2) 立案した計画をグループの代表者（看護師役）が実施する 　　他のグループメンバーは観察者，1名患者役（20分） 3) グループで振り返り（15分） 4) いくつかのグループに話し合った意見を聞く（5分） 5) 同事例の看護師の実施をVTR視聴—看護師の技に学ぶ（2） 　（10分程度） 6) L看護師の解説（20分）
展開③	20分	3. 点滴静脈内注射中の患者の寝衣交換—看護師の技に学ぶ（3） ●ベテラン看護師はどのように行っているか 　L看護師の看護技術を生視聴（5分） ●上記プロセスにおいて，看護師は何を考えていたか 　L看護師へのインタビュー（インタビュアー：教員）（15分）
まとめ	10分	4. 点滴静脈注射を受けている患者の看護，薬物療法を受ける患者の看護のまとめ ●リアクションペーパーの記入，片づけ

■導入

　冒頭では，前回の授業（「薬物療法を受ける患者の看護⑤⑥」）に対する学生の疑問や質問に答える形で，「点滴の滴下調整の方法」や「薬剤の吸い上げ時の注意点」について振り返りを行ったのち，本時の学習目標・内容・方法が示されました。

■ 展開①：看護師の実践をみる（1）

　ここでは，「点滴静脈内注射を受けている患者の看護の実際にふれる」ための工夫として，点滴静脈内注射の準備から実施までの看護師の行動を撮影したVTR視聴を行いました。最初に3年目看護師の準備の様子（10分），続いて3年目と1年目の看護師の準備の様子（5分）を視聴します。

　VTR視聴開始前に語られた「必ずしも原則通りじゃないところもあります。臨床の看護師さんの工夫や知恵などもいっぱい出てきていると思います。共通する点や違う点など，解説などもしてもらおうと思います。手先だけ，行為だけじゃなく，みなさんはもうそこに含まれている意味についてわかると思います」という授業者の言葉には，授業で学ぶ内容と臨床現場の実際を映像で見ることを通して，その行為に含まれる"看護としての意味"に注目してほしい，考えてほしいというねがいが込められていました。

　L看護師はVTR画面を随時停止させながら，「薬剤のダブルチェック」「処方箋の確認方法」「薬剤の溶解」などについて，ていねいに解説されました。学生の多くはL看護師の解説を聞き，必死にメモを取っていました。

　約15分のVTRが終了した後，「気づきましたか？」というL看護師の問いかけのもと，「3年目看護師の点滴準備の場面」が再度映し出されます。学生たちは「なんだろう？」という表情で画面に注目します。

　「男性看護師が入ってきて，点滴を準備している女性看護師に『昨日，何時にガベキサートを投与した？』と聞いていますね。女性看護師は『昨日は（患者さんが）検査に呼ばれたのが遅かったので，18時に投与しました』と答えています」

　「ガベキサートは膵炎の薬で，12時間投与間隔を空ける必要があり，前日の何時に投与したのかを把握しなければなりません。12時間空けたら何時に投与するのかということを考えて準備しなければならない。これはみなさんがすでに学んだ"6R"のなかに入ると思います。点滴の準備をする看護師は"つくっておいた"ではだめなんですね。薬は準備したら成分が変わってしまうため，長時間おいてはいけない」

　「先生が指示を出したからそのまま準備した，投与した，ではなくて，本当にこれでいいのかなっていう視点で考えてほしい。これから実習に行ったとき，患者さんは点滴をしているかもしれない。そのときに考えてほしい。わからなかったとしても，どうしてだろう，と考えるプロセスが，看護をやっていくうえですごく大事になる。そこを大切にしてもらいたい」

　場面の解説とともに，L看護師から未来の仲間に対するメッセージが伝えられました。そこには，L看護師をまっすぐに見つめ，真剣な表情で聞き入っている学生たちの姿がありました。

1）学生の反応

　展開①での学生の反応は，次のようなものでした。

　「薬の投与のタイミングについて，看護師が判断していることに驚きました」

　「私たちが習っている手技をどのように使っていくのかをイメージできてとてもよかった」

「病院での工夫，（看護師の手技の）速さがよくわかった。3年目と1年目では速さや気づかいが違っていて，たったの2年でこんなに変わるものなんだと感じた」

「（アンプルの溶解の場面で）これは前回習っていたけど，当たり前のように見えて実は一番重要なんだと感じとることができた」

「実際の病院で行われている様子を見ることができて，演習と臨床での違い，同じ点を発見できてよかった」

「臨床と授業の違いは，やはりあるとあらためて感じた。違いはあるといっても，授業で学習したことが大前提で，一番の基本で，それぞれその場面で応用させなければならないと思った」

「臨床で応用できるようにするには，今やっている演習を完璧にして基礎を固めていくことが非常に大事であることを痛感した」

「今学んでいる勉強が，どのように役に立っているのかがわかり，よかったです。嬉しかったです」

「病院の実際の点滴作りのビデオを見せていただき，今授業で行っていることが直結しているんだと感じました」

「正直なところ，今までは学ぶことと臨床ですることには差が見えていた。しかし，病院特有のルール以外は，学んだことを余すことなくすべてフル活用するのが臨床の場だということがわかった」

「看護師の実際を見て，点滴準備から実施までの過程は，授業で習ったことが生かされていると感じた」

「実際の臨床現場では，授業で習ったことがこんなふうに使われているんだなと刺激になった」

「病院で行っていることや授業でやっていることと，その病院ではどうやっているかなどの違いがわかってよかった」

このように，学生は授業で学んだ内容が臨床でどのように生かされているかを知り，次の学習へ向けた動機につながっています。また，授業と臨床での違いについては，これまでに学習した知識や技能を基礎として，その場の状況に合わせて判断し行動することの必要性を感じとることができています。まさに，本時のねらいが伝わっていることがわかります。

■ 展開②-1：看護師の実践をみる（2）

続いて，点滴静脈内注射を受けている患者のトイレ移動の援助をグループで計画し，実践します。1グループ8～9名，10グループの構成です。立案した計画はグループの代表者（看護師役）が実施し，他のグループメンバーのうち，1名は患者役になります。ほかのメンバーは観察者役になり，看護師役の援助の様子を観察します。

> **事例** 30歳代，糖尿病で入院。左前腕に点滴静脈注射施行中（滴下速度40滴/分）。両下肢にしびれがあり，立位時ふらつくことがある。トイレ移動は車いすの指示。両手指にもしびれがあるが，ゆっくりとした動作ならば日常生活動作は行える。和式寝衣を着用。「トイレに行きたい」とナースコールがあった。

【グループワーク】

「ふらつくって書いてあるけど立てるよね？」「点滴が入ったまま動くと結構大変だよね」「糖尿病のしびれってどんな感じ？」「車いす移動忘れちゃった！」「点滴スタンドはどうするの？」各グループでの話し合いが始まります。実習室のベッドやトイレの状況を確かめに行き，実際に車いすを動かしながら位置や角度などを話し合うグループもありました。約15分という短い時間でしたが，グループメンバー全員が発言し，いきいきと話し合いが進行していました。

グループワークの途中で「一所懸命考えていると思いますが，点滴の管理についても考えてほしい」という投げかけが授業者よりなされました。これは，グループワークの内容が「移動・移送」に偏っていることを授業者が感じたため，本時の目的である「点滴静脈注射を受ける患者の看護」に学生の意識を戻すためでした。

【計画の実施】

10グループが一斉にベッドサイドで援助を始めました。このとき，隣のベッドとの間隔が狭く，ベッド周囲が観察者でふさがり車いすが通れないという状況が起きていました。そのためいくつかのグループが実習室を出ていくまで，次のグループはベッドで待機するという状態になっていました。トイレについても同じフロアにある通常のトイレ3か所と，実習室内に設置したポータブルトイレの1か所を使用しましたが，トイレ待ちの行列が起きていました。

実施後，グループ内で振り返りを行いました。

1) 学生の反応

グループで援助計画を実施した学生の主な感想は，次の通りです。

「点滴をつけたままだと，ここまで行動範囲が狭くなってしまうのだと初めて気づきました」

「実際に看護師役としてやってみると，予期していなかったことがいくつか起きてしまい，その度に患者に不安を与えていたかも知れません」

「教科書で読んだりするのと実際に行うのでは感覚が全く違う。患者の所に行く前にいろいろ考えておく必要があると思った」

「自分が文字で計画したことと実施にやってみるのでは全然違うことに気づきました」

「車いすに乗せて移動し，トイレをすませるという健常者にとっては何でもないような行動が，薬物療法を受ける患者にとっては，とても大変な行動で，さまざまな危険が潜んでいるとわかった」

「患者さんの状況によって方法は変わってくるし，『看護に正解はない』ってこのことかなって思った」

「患者の体位が変わるたびに点滴の滴下速度が変化するので，定期的に確認することがすごく重要になるのだと思った」

「点滴がつながっているだけで，トイレまでの介助がこんなにも難しくなるとは思っていなかった」

このように，グループで立案した援助計画が計画通りに進まないという体験を通して，患者の状態に合わせたより具体的な援助計画を立てる必要性や，移動に伴う危険を予測することの重要性に気づくことができていました。

展開②-2：看護師の技に学ぶ（2）

次に，同事例について看護師が実施した援助のVTRを視聴します（10分）。同僚看護師が患者役を実演していたのですが，看護師よりもはるかに大きな体格の方です。学生たちは，先ほど自分たちが実践した援助を「臨床看護師はどのように行うのか確かめたい！」という表情でVTRに見入っています。

VTR視聴後，L看護師の解説が行われました。

「みなさんが先ほど援助を考え実施した事例について，2名の看護師に実演してもらいました。いかがでしたか？ 看護師と患者の体格の差が大きかったのですが，看護師はうまくボディメカニクスを使っていましたね。学生のうちは，なかなか学校で習ったことが点にしかならず，点滴の学習といえば，点滴にしか目がいかなくなることが多いかもしれませんね。ですが，例えばボディメカニクスもこんなふうに現場で使われているのです。もちろん，移乗する際も無意識なのですがちゃんと（点滴の）滴下を見ていますし，刺入部も見ているんです。普段当たり前にやっているところがどれだけ大切かということですね」

L看護師の言葉に，うなずきながら聞いている学生が多くみられました。

展開③：看護師の技に学ぶ（3）

次に，L看護師が行う点滴静脈内注射中の患者の寝衣交換を見学します。患者役は筆者の同僚教員が演じました。

「失礼します。Nさん……」と看護師が病室に入っていきます。その瞬間から実習室が緊張感に包まれた空気に変わりました。患者に話しかけながらも看護師の手や身体は無駄なく効率よく動き，3分ほどで援助が終了しました。「失礼しました」と看護師が病室を出たあと，多くの学生たちは驚いたような表情を見せ，身動きひとつしません。

「さあ，L看護師の看護を見てみなさんどのように感じましたか？ まず，私（筆者）から，L看護師にインタビューしたいと思います」

インタビューの一部を，以下に示します。

> 教　　員　「患者さんのお部屋に行かれる前に何か考えていらっしゃいましたか」
> 看護師　「そうですね，糖尿病の患者さんなので，検査データ，血糖値を確認しています。現在のしびれの状況はどのような感じかを考えていました」
> 教　　員　「お部屋に入られた時，何をどのように見ていらっしゃいましたか」
> 看護師　「私はいつも患者さんの所に行くと，まず頭から足側へと観察し，全身状態を見ていきます」
> 　　　　「糖尿病の患者さんなので，末梢の循環，足の色は悪くないか，冷や汗はどうか，バイタルサインの変動はないか，顔色，肌も"じめっ"としていないかなど」
> 　　　　「お布団をはぐ前，見た目でわかるんです。触らなくても目で見る。顔色，皮膚，爪，唇の色などを観察します」
> 教　　員　「着替えの途中で脈に触れられましたね」
> 看護師　（一瞬の間のあとに）「……あ，はい。脈の性状を確認しました」
> （学生から「（脈に触れたことに）気づかなかった！」と，どよめきが起こる）

　このとき，L看護師にとって患者の脈に触れるという行為は，患者の一般状態を観察し判断するためのものでしたが，「（Nさんの）寝衣交換」という一連のプロセスのなかに埋め込まれており，L看護師自身にも意識化されていないものでした。これこそ専門家としての行為だといえますが，その専門性は学習途中の学生にはまったく見えないか，見えにくいものであるため，まずは「見える形」として示す必要がありました。

　L看護師は，教員の問いに対して一瞬の間をおき返答されました。おそらく問われた事柄と自分自身の行動が結びつかなかったのでしょう。あらためて問われることで，L看護師の思考に問われた場面が浮かび上がり，無意識に行っていた自らの行為の意味を言語化することにつながっていました。このような，目に見えない「臨床判断の実際に触れる」という学生たちの経験は，本時のねらいである「臨床現場のリアリティに触れる」ことそのものであったと考えます。

　そして，このような看護の専門性を「見える形」として学生に示すために，目の前で実践されている「看護」の意味を，実施者自身に意識化させ，それを言語化してもらうところに，看護教員の専門性が必要になります。「看護」を見極め，それを学習者に伝えられるという看護教員になくてはならない力だといえるのではないでしょうか。

　L看護師と寝衣交換の実演についての細かい打ち合わせは今回あえて行わず，普段通り実践していただくことにこだわりました。この点に関して，参観者からも「全部決めないでやっている場を見せられたのもよかったと思う」「ぐっと緊張感がありましたし，（学生の）やる気が見えたような気がしました。そこがよかった」という意見があがりました。

　この後のインタビューは，「患者の自立を妨げない」「退室後にナースコールを押させてしまうような看護はしたくない」といった臨床看護師の看護観にまでおよびました。

1）学生の反応

看護師の援助の実際を見学した学生の主な感想は，次の通りです。

「援助の練習をしているときはその行為に夢中になってしまうので，患者さんのことを意識的に見ようとしているのに対して，現場で働いている看護師さんはそれを無意識的かつスムーズに行っていたので，自分もそのような看護師になりたいと思いました」

「実際の緊張感が感じられた」

「普段から臨床はどうだろうと考えながら演習を行っているので，臨床の，しかも大ベテランの看護師さんの考え方を知ることができたり，手際のよさを目の当たりにして本当に感動しました」

「看護師さんは，患者さんに接するとき本当に多くを見て触れて考えていることを知ることができた」

「実際の場で，どのようなことを事前に考え準備（確認）し，どのような注意をしながら援助しているのか，看護師さんの頭のなかを知ることができてよかったと思います」

「およそ3分の時間で，脈や表情，皮膚の状態まで見ているのが純粋にすごいと思った。どんな質問にもすぐに答えられていて，1つひとつの行動に意味があり，患者さんの状況と，どのようにアセスメントするかを考えていることに尊敬しました」

このように，援助時の看護師の思考を知ることによって，看護は十分な観察力と観察をもとにしたアセスメントの力が必要であること，看護行為の1つひとつには意味があるという看護の本質にまで考えがおよんでいました。

授業評価（データ整理・分析と授業検討会）

授業後，授業者と参観者を交えて，授業検討会を行いました。授業検討会には，授業者3名と，同僚教員2名を含む参観者5名が参加しました。

■ 授業者自身の振り返り

まず，授業者が，本日の授業全体について振り返りました。

「思っていた以上に真剣に取り組んでくれた」「予想していたよりも細かく計画してくれていた。看護過程などのいろいろな授業が生きていて，患者さんのことを考えていた」「グループごとで計画に沿ってそれなりにやれたのかなと思えた」「実習室の混雑状態が問題だったと感じている」「（大学と臨床でつくる授業は）楽しかった」
というものでした。

次に，授業検討会で議論したい授業場面として，「展開①：VTR視聴場面」と「展開②：グループでの援助計画実施」を選びました。

[展開①]

展開①における授業者（L看護師）の気がかりは「3年目看護師の点滴準備の実際」で，ガベキサートについてL看護師が解説をしている場面でした。

「臨床の現場そのもののVTRなんですけれど，学生にはわからないですよね。難しす

ぎたかなって」「多分学生は，手技だけを見ていますよね。話は入っていない。難しかったかも」という気がかりが，授業者から語られました。

■ 参観者の気づきからの振り返り

「難しすぎたっていうよりも，あっ，そこも気をつけなきゃいけないんだって，指摘をされて初めて，見る視点について気づいているのかなと思います」

「示されて初めて，そこも見なきゃいけないんだって，だから一所懸命書きとめているのかなと（感じました）」

「基本的に見ているものは，そう頭に入っていないなって印象はありますが，あとで説明することによってわかるということもあると思います」

「最初は難しいかなって思ったけれど，最後に（既習内容である）"6R"につながっていったので，理解できたと思う」

「一度『気づきましたか？』と問いかけてから，はじめに戻って解説に入ったので，難しかった学生もついていけたと思う」

「確かに，ガベキサートのところはパタパタと進んだ感じはある。しかし，出た指示だけをやるのではなくて，そういうことを考えている例としては適切だと思った。薬の作用を知っていなければいけないとか，何時間以内という指示が本当にその時間に投与するのかとか，臨床ならではの場面だと思う」

このように，参加者からは肯定的な意見が多く，臨床現場を感じさせる場面として適切であったと評価されていました。

参観者の意見を受けて，L看護師は次のような振り返りをしていました。

「VTR撮影の場面を選択するとき，言われたことをやっているだけではだめで，"自分の頭で考えなきゃいけない"という場面を見せたかった。よかったです」

[展開②-2]
■ 授業者自身の振り返り

授業者が展開②-2「グループでの援助計画実施」の場面で気がかりと感じていたことは，次のようなことでした。

「演習室がごった返し状態になっていたので，あそこで学生はどんなふうに感じて動いていたのか。あまりにも人が多すぎて全体を見ることができなかった。車いすも通れないという感じだった」

「あんなにトイレを待つとは思わなかった。10グループだから，3，4か所あるので，そんなに混まないと思っていました。正直，ああ，これはもうちょっと分散させたらよかったなって思いました」

「グループ人数は少し多いとわかっていたのですが，諸事情があり，やむを得なかった。それでも想像以上だった。改善が必要だと思います」

「打ち合わせしたときに，病院はもっと狭い。その中で移動するということもありかな，と思って，あえて隣同士のベッドにしたというのはあるのですが」

今回使用した実習室の両サイドには窓側7台，壁側8台のベッドが設置されています。今回の演習では入り口に近い側から，両サイド5台ずつのベッドを使用しました。ベッド同士の足元側の間隔は，カーテンを閉めた状態で1.5メートルほどのため，複数のグループが同時に動くには確かに厳しい状況でした。

■ 参観者の気づきからの振り返り

この「展開②」の場面について，参観者からは次のようなコメントが出ました。

「トイレが行列になっていた」

「使いやすそうだからこっちにしようとか，学生が結構立ち止まっていた。曲がるところをやりたくないからこっちを待っていようとか……。初めからトイレを指定してもよかったかもしれない」

「観察者が多過ぎたのではないか」

「観察者の役割が（学生に）十分理解されているか疑問に思う」

「自分が何役なのかということを徹底的にやっておかないといけないと思う。みんな後ろからついていくんですよね。前にいる学生はいない。観察者というのは，どう観察するのかっていう説明がいるのかなって思う」

このように主に実習室やトイレの配置など，参観者も授業者と同様の疑問をもっていることがわかりました。また，「観察者の役割」といった内容に関する意見が多くあがり，演習における効果的な学びの実現には，環境調整や学生に対するオリエンテーションが重要であることをあらためて確認し合うことができました。

A 授業改善（授業改善案の作成）

■ 臨床のイメージをもって考えさせる場面作り

今回の授業において，授業者は，「点滴静脈内注射を受けている患者の状態をイメージでき，対象に必要な看護を考えられる」ことをねらいとしていました。そのため，実際の病室の狭さやトイレ移動時の工夫の必要性を感じ，考えてほしいという思いをもっており，「あえて隣同士のベッドにした」「（トイレの数に対して）グループ人数は少し多いとわかっていた」と話しています。参観者の「学生が使いにくそうなトイレを避けようと立ち止まっていた」との意見を受け，「学生の動きが予測を超える状態になってしまい，"臨床に近い状況を体験し，その工夫を考えてほしい"というねらいから少しずれてしまった。特に多くの人を動かす場合，学生の動きのシミュレーションを重ね，演習場所や物品の選択・設置を考えていく必要がある。これらをふまえて今後の演習を考えていきたい」と改善点が述べられ，学生が「患者の状態をイメージして考えていく」授業の再構成，作成がなされていくことが推測されました。

■ ロールプレイを用いる演習での工夫

また，学生の観察者役について「人数が多かった」「役割の理解が不十分である」といった意見に対して，授業者は「観察者の役割についての説明は行いましたが，観察者役だけ

でなく，患者役にもなりきれていないので，看護師役の学生と相談というか，協力してしまう。なかなかそこが，役柄になりきれる場面となりきれない場面があるなと思う。1年生の時よりはうまくなってきているが，みんな（看護師役を）やってみたいし，私だったらこうやる，とついつい手が出て，口が出て，みたいなところも多分ある。学生がリアリティを感じながら，より実践に近い形で演習を行っていくためには，そこが課題のひとつかもしれない」と話しています。

看護の授業，特に演習においては，学生同士で看護師役，患者役，観察者などの役割（role）を与え，その役になって演じる（play）というロールプレイングと呼ばれる手法を用いることが多くあります。役柄は決まっていますが，それぞれの台詞まで決められていないため，その場の出来事に対してどのように対処するかは学生に任せられています。

ロールプレイングを用いると，学生の「主体性」や「気づき」を引き出すことが期待できる反面，その役割になりきれない場合など，難しい面もあります。こういった点もふまえて，授業者のなかで，「学生がいかに役割になりきれるか」という今後の検討課題が明確になっていました。

> **Point 授業研究でここが変わる！**
> - 臨床看護師とともに授業をつくることは，授業に臨床を再現することを可能にする
> - 再現した臨床の場で起きていることの意味を説き明かすことで，学生自らの力で臨床と教育をつなぐ学びとなる
> - 看護師に対してはその専門性を「意識化」させ，学生に対しては，看護の専門性を「見える化」させることで，看護教員のもつ専門性に気づくことができる

■看護師になるプロセスを支援する

基礎看護学実習を終えたばかりの学生から，「学校で習ったことと違って戸惑った」「あんなに勉強していったのに意味がなかった」という声を耳にすることがあります。そのたびに，現在の学びは基礎的な内容であること，臨床ではその基礎的な力を用い患者に合わせて応用していくことを説明しますが，あまり腑に落ちた感じではありません。学年が進み「臨床現場のリアリティに触れる」経験や知識が増えていくと，臨床で行われている看護と目の前の患者の状態が結びつくようになり，先に述べたような不満は軽減していきます。

卒業後7〜9か月以内の大卒新人看護師を対象に，リアリティ・ショックの現状を調査した研究では，「**学生時代の学びと臨床のギャップ**」が最も重要な要因であると述べられており[1]，新人看護師の戸惑いが明らかにされています。医療職といった専門職に限らず，教員や一般職のような職場においても，新しくその構成要員として参入する場合，その程度の差はあっても自身の期待と現実のギャップを感じるといわれています。このように誰しもが経験するギャップであるならば，基礎教育と臨床の世界を幾度となく行き来しなが

ら学ぶことで、「ギャップ」に対応できる、乗り越える力を身につけさせることができるのではないかと筆者は考えています。それは、授業のなかで「本物の臨床」をどれだけ"感じさせる"ことができるか、"見せる"ことができるかにかかっているともいえます。

学生にとって「看護」、つまり看護のロールモデルは、臨床でいきいきと看護を実践する先輩看護師です。そのため、**個々の看護師それぞれの看護実践を通して、看護の魅力を伝えていただくこと**が教育的にも大きな意味をもつものと考えます。ただ、現実はロールモデルを示せる臨床指導者がなかなか育成されていないとも感じています。その理由として、現代の医療において患者のもつ病像はますます複雑化し、それに伴う多くの高度医療機器の導入など、臨床看護師は常に新しい知識や技術を身につけていかなければならない状況にあります。また、それと同時に限られた時間内での看護業務のマネジメントや自身の力量において医療の安全面を保持できるかといった不安を抱えながらの勤務など、常に何かに追われている状態にあることが影響しているように見えます。

このような状況に、教育と臨床が互いに関心を寄せ、ともに考えていくことが重要なのではないかと考えます。考えることは「本物の看護を、いきいきと実践できているか」ということでしょう。これらは、何かの方策をとればすぐさま解決するような問題ではありませんが、今回の授業のように、臨床看護師が授業者として協働し、授業のなかに「臨床のリアリティ」を盛り込む取り組みを継続することによって、教育と臨床の距離を縮めていくことにつながるのではないかと考えています。

看護は実践の科学です。臨床との接点のない看護教育はありえません。いきいきと働く臨床看護師の姿が、学生や新人看護師を育てることにつながり、より質の高い看護を提供できる臨床現場こそ、よい教育ができると考えています。看護をめざし学ぶ途上の学生に**「本物の看護に触れる」**意味ある経験の場を少しでも多くつくるためには、自分自身の日々の授業の質を高める努力を続けるしかないと考えています。

看護専門学校および看護系大学が抱える教育実践課題

2011（平成23）年の2月と3月に、看護専門学校および看護系大学が抱える教育実践課題に関連する2つの報告書が出されました。1つは、厚生労働省から出された「看護教育の内容と方法に関する検討会報告書」（2月28日）[2]、もう1つは文部科学省からの「大学における看護系人材養成の在り方に関する検討会最終報告」（3月11日）[3]です。

前者では、看護師教育の現状と課題として、生活体験が乏しい学生から社会人経験のある学生まで多様化していること、カリキュラムが過密で学生が主体的に思考して学ぶ余裕がないこと、在院日数の短縮化などにより臨地実習を効果的に行うことが困難であること、実際に対象者の看護を行うことよりも看護過程の展開における思考のプロセスに重きをおいて指導することが多いことなどがあげられています。

後者では、学士課程における看護学教育の課題として、多様な学生への対応と併せて学士課程で学生が身につけるべき学習成果を明確にしていくこと、学生の増加や実習施設の

表9-3　看護専門学校および看護系大学が抱える教育実践課題

Ⅰ．看護教員の資質・能力について
● 看護教員に求められる資質・能力の整理と目標の明確化 ● 看護実践能力と教育実践能力のバランスと両方を補い合うあるいは維持するためのシステムの作成
Ⅱ．看護師等養成所における看護教員養成のあり方について
● 看護教員の要件について，質と量の観点からの議論の必要性 ● 看護教員養成講習会について，看護教員養成講習会の実施内容のばらつきや開催都道府県の偏り，実施者・受講者双方にとって効果的な制度運用の方法の検討
Ⅲ．看護教員の継続教育について
● 看護教員の継続教育を実施するうえでの教員の配置数，臨床現場との連携，新人教員への支援 ● 継続教育とキャリアアップのための環境や仕組みの整備
Ⅳ．学生等の看護実践能力の向上を図るための教育体制について
● 臨地実習指導にかかわる看護教員や臨床の実習指導者の不足，通常業務との兼務など指導体制上の課題

減少などにより実習施設の確保が困難になっていること，社会環境の変化により臨地実習における実施内容が制限される傾向にあること，職業倫理や職業アイデンティティが醸成されていないことなどが指摘されています。

2つの報告書の目的はそれぞれ，「看護基礎教育で学ぶべき教育内容と方法についての具体的な検討の結果と保健師・助産師・看護師に共通する今後の課題についての提言」「学士課程における看護学教育の在り方，新たな看護学教育とその質の保証の在り方についての結果をふまえた，今後の大学における看護系人材養成の在り方についての提言」です。つまり，どちらも看護系人材養成のあり方についての提言です。事実，2つの報告書に共通する課題があり，それらはいずれも重要な**看護の教育実践課題**です。

筆者（蔵谷）は，2つの報告書が別々に出されていることに違和感をもっています。別々に出された背景には，わが国における看護師の誕生からその育成，看護学の発展などの歴史のなかで生じてきている多種多様な看護教育制度とその複雑さがあり，それ自体が「看護の教育実践課題」にもなっているのではないかと思うのです。2つの省にまたがる教育制度や規則，そこから生じる看護教育と看護学教育，専門学校での教育と学士教育といったような区分があること，また，それぞれの設置主体や実習施設の意向・制約などと結びついて，同一規則に基づく教育課程でありながら，具体的内容の相違，偏りなどが生じているものも見受けられます。看護師養成制度の整理や見直しが必要だと考えます。

厚生労働省では，2008（平成20）年7月「看護教育のあり方に関する懇談会論点整理」[4]，2009（平成21）年3月「看護の質の向上と確保に関する検討会中間とりまとめ」[5]をふまえ，2010（平成22）年2月「今後の看護教員のあり方に関する検討会報告書」[6]を発表しています。そこでは，表9-3に示すような課題が指摘されています。

現在，もともとの教員不足や看護系大学の急増などにより，看護教員の不足が深刻に

なっています。検討された教育内容や方法を実践適用し，看護系人材養成を直接担っていくに足る資質・能力を備えた看護教員の確保は非常に重要な課題といえます。

看護教育の実践課題を解決するポイント

前述の報告書には，各課題に対する取り組みの方針や対応策なども述べられています。しかしながら，解決に向けてのいちばんの取り組みは，日々，直接学生の教育・指導にあたっている教員の継続的なかかわりのなかにあると思います。以下に，課題を解決するためのポイントをいくつか述べてみたいと思います。

「どのような看護師を育てたいか」の明確化とその共通理解

どの教育施設においても，看護師養成という目的に向かって，それぞれの設置主体の理念などもふまえて卒業時の到達目標が示されていることと思います。しかしながら，そこに思い描かれている姿は，卒業した学生の姿でしょうか，それともこれから現場で働き始める看護師の姿でしょうか。具体的な姿を話し合ってみると，それぞれの教員によってもその理解やイメージする姿は異なっていることはよくあることで，共通理解をするということはかなり難しいことだと思います。

「どのような看護師」という言葉には，「○○ができる」といったそれぞれの知識や技術力，態度などに関すること，キャリアの積み方に関すること，社会の一員としての看護職のあり方に関すること，学生個々の適性や希望にかなった姿や自己実現に向けての姿など，多様な視点があります。また，看護の教育は，授業のなかだけで行われるものではありません。日常生活の支援をその中核に置く看護という仕事を専門にしていこうとしている学生にとっても，それを教育・指導していく教員にとっても，各自の日常の生活のなかに「どのような看護師を育てたいか」の意思は本人の意識化の有無にかかわらず表現されていくものだと思います。日常のいろいろな場面でこれらについて語り合い，共通理解していくことが，その組織の「看護の教育」における文化，ありようといったものにつながり，取り組むべき教育実践課題を具体化し，そのためのかかわりを示唆するものにもなると思います。

新たな視点での授業科目構成，科目間の連携などの検討

授業内容や方法は教育実践の中心です。授業科目の構成や順序性（例えば，看護過程で扱う事例の発達段階や疾病，時期），あるいは看護技術の学習の段階などといった，科目間での関連事項の調整などはすでにていねいに行われてきていると思います。「看護専門学校および看護系大学が抱える教育実践課題」を解決していくためには，これまでの授業科目構成や科目間連携などの調整・検討に加えて，新たな発想に基づく工夫が必要ではないかと思います。以下に，いくつか考えられる工夫をあげてみます。

現在，保健師・看護師統合カリキュラムがありますが，看護師の教育において，領域の

科目を統合科目として位置づけ，異なる複数の領域の授業を効率的に活用していくことも，工夫の1つです。ここでの「効率的」とは，時間，人，事柄のすべてに関して，必要なところにはじっくりと時間も人もあて，整理できるところは短く，少なく，といったように調整していくことです。例えば時間について，短縮するという場合もあるでしょうし，複数科目分の時間をフル活用していくこともあるでしょう。

内容についても，例えば発達段階の特徴を小児，成人，老年と異なる領域で学ぶのではなく，看護学概論の他各領域の概論の科目をおき換えて，1つの科目で一気に深く理解するとか，看護過程の学習において，白血病の患者が成人であった場合と小児であった場合，その病態や治療，経過，看護がどのように異なっているかを科目間で相互乗り入れし授業することで，対象による看護の違いを一層明確に理解できるようになるといった，しくみづくりを検討していくことが考えられます。

それぞれの科目で同一事例を用いて，関連内容を授業していくことはすでに多くの教育施設で行われていると思いますが，それをさらに柔軟に広げていくことも可能ではないかと考えます。現在のカリキュラム上では，「看護の統合」の単位数は指定規則上定められており，時間枠を自由に広げることは困難です。しかし，授業内容の組み方や授業方法の工夫により，カリキュラム上の制約にも対応策が見出せるのではないでしょうか。それは，多重課題・複合的な課題への対処能力の育成にもつながるのではないかと思います。例えば，PBL (Problem Based Learning) などのいわゆるアクティブラーニングを取り入れることも対応策としての1つの方法です。

■ 同僚との協同と共同

課題解決に向けての取り組みや考えはいろいろと浮かぶものの，いざ実践となると，1人でできる範囲はやはり限られていて，行動を起こすのに躊躇することもあります。そんなときに後押しをしてくれる，一緒にかかわってくれる同僚の存在は大きな力となります。

力や心を合わせて「こと」に当たる同僚との『協同』，そして一緒に「こと」を行う『共同』は，どちらも欠かすことができません。残念ながら，教員の多くは，「他領域の教育や授業に口出しはできない，自分の狭い関係のなかで何とかしなくては」と暗黙のうちに考えていることが多いように感じます。また，自分の授業や教育的取り組みをあまり他の人に見せたくない，と思っている教員も少なくないのではないでしょうか。そこを一歩踏み出し，広がる世界を体験していくことは，教員自身が教育の楽しさや力を得ることにつながるはずです。

■ 教員の教育力

教員には教育力が問われます。自分自身をよく知り，強みを生かし，不足は補う努力をする，教員自身にこうした取り組みがなければ，その人の教育力は伸びていかないのではないかと思います。看護にしても教育にしても，かかわるその人の価値，姿が明白に表われます。教育的かかわりは授業だけではなく，日常のさまざまな場面で起こっています。よく見，よく聞き，参加して学ぶ，そこで起こっていることをとらえ，考えることが，看

護教員の総合的教育力として求められていると思います。

　教育実践にかかわっている教員自身が，かかわりのなかで経験し，評価修正していく1つひとつの小さな事柄の積み重ねによって，教育実践力が付き，課題解決の方向性や解決の方策が見出されていくものだろうと思います。積み重ねていくそうした小さな事柄こそが，日々の授業であり，授業研究なのです。

■引用文献
1) 谷口初美，山田美恵子，他：大卒新人看護師のリアリティ・ショック——スムーズな移行を促す新たな教育方法の示唆．日本看護研究学会誌，37 (2)，71-79, 2014.
2) 厚生労働省：看護教育の内容と方法に関する検討会報告書．pp.2-3，2011.
　http://www.mhlw.go.jp/stf/houdou/2r98520000013l0q-att/2r98520000013l4m.pdf［2017.5.18］
3) 文部科学省：大学における看護系人材養成の在り方に関する検討会最終報告．pp.3-4，2011.
　http://www.mext.go.jp/b_menu/shingi/chousa/koutou/40/toushin/__icsFiles/afieldfile/2011/03/11/1302921_1_1.pdf［2017.5.18］
4) 厚生労働省医政局看護課：看護基礎教育のあり方に関する懇談会論点整理（平成20年7月31日）．2008.
　http://www.mhlw.go.jp/shingi/2008/07/s0731-8.html［2017.5.18］
5) 厚生労働省：看護の質の向上と確保に関する検討会中間とりまとめ（平成21年3月17日）．2009.
　http://www.mhlw.go.jp/shingi/2009/03/dl/s0317-6a.pdf［2017.5.18］
6) 厚生労働省：今後の看護教員のあり方に関する検討会報告書．p.1, 3, 6, 9, 2010.
　http://www.mhlw.go.jp/shingi/2010/02/dl/s0217-7b.pdf［2017.5.18］

10 ●授業研究の共有で生まれる相互作用
実践を発表し，共有しよう！

> **本章で学ぶこと**
>
> 授業研究の成果を発表・共有化するために，授業研究を論文にまとめるポイント（問題の書き方，目的の書き方，方法の書き方，結果と考察の書き方，今後の研究課題の書き方）を学びます。

1 発表してこそ，の授業研究

　授業研究をまとめ，その成果を発表（口頭発表，論文発表など）して，情報を他の看護教育関係者と共有することで，どのような効果が期待できるのでしょうか。

　第1の効果は，**自分の授業研究を三人称の視点から見直すことができること**です。

　自分が行った授業研究を学会や研究会で報告するためには，第三者に理解できるように，「問題」「目的」「方法」「結果と考察」「今後の課題」といった観点から自分の授業研究を客観的に記述する必要があります。そして，それらの記述を通して，「一人称としての授業研究」の客観性を高めることができるようになります。つまり，自分の授業研究を三人称の視点から見直すことができるようになるのです。

　第2の効果は，**自分の授業実践を改善するためのヒントを学外の看護教員や看護教育研究者からもらうことができること**です。

　第1章で述べたように，授業研究は，授業設計（Plan），授業実施（Do），授業評価（Check），授業改善（Action）というPDCAの一連のサイクルに基づいて，授業を改善し，授業を創造することを主なねらいとしています。したがって，自分が行った授業研究を学会や研究会で発表することによって，学外の看護教員や看護教育研究者から，自分が実践した授業を改善するためのヒントをもらうことができます。例えば，授業で用いた教材や指導法が適切であったのかどうか，また他の教材や指導法が考えられるのかどうか，について議論を深めることができます。

　第3の効果は，**看護教育を発展させるための実践研究の基盤を確立し，看護教員の「専門的な学習共同体」を構築できること**です。

看護教員が互いに自らの授業研究を発表することによって，看護教育を改善するためのデータや手がかりを蓄積できるようになります。さらに，それらのデータや手がかりを整理し，体系化することによって，看護教育を発展させるためのモデルや理論を構築できるようになります。そのことが，看護教育の実践研究の基盤を確立し，看護教員の「専門的な学習共同体」を構築することに役立つことになります。というのも，看護教員が看護教育の専門家となるためには，互いの教育実践（特に，授業実践）から学び合うことできる共同体（コミュニティ）が不可欠だからです。まさに，看護教育の授業研究を発表する場（学会や研究会など）は，**看護教員の有力な「専門的な学習共同体」の1つ**なのです。

> **■ 専門的な学習共同体**
>
> 　Hord S.M. によれば，「専門的な学習共同体（PLC：Professional Learning Community）」は，単に教師が定期的に集まったり，協働的に仕事をするために集まる場所を意味してはいません。PLC は，目的をもった協働的な学習のために教師を組織化する方法です。ところで，この目的をもった協働的な学習とは，すべての生徒が高いスタンダードでの学習に成功できるように，教師の効果性（すなわち，授業の質）を改善することを意図しています。したがって，PLC に関連する要因の一連の流れは，①専門的な学習共同体→②教師による継続的な専門的学習→③授業（指導）の質→④生徒の学習ということになります。

2　論文にしてみよう

　では，授業研究をまとめ，看護教員が学会や研究会で口頭発表（あるいはポスター発表）したり，論文発表するためには，どのようなことに留意したらよいのでしょうか。

　例として，第8章で取り上げた授業実践を論文にまとめる方法を考えてみましょう。この事例は，M大学にて1年生82名を対象に実施された蔵谷・末永によるチーム・ティーチングの授業です。この授業は，看護学原論のなかの6・7回目で，テーマは「看護とは――体験を通して考える①②」です。授業は，基礎看護学領域の導入教育である「看護学原論（看護学概論と呼ぶ看護大学や看護専門学校も多い）」を，単なる受け身の科目ではなく，学生が主体的に「看護とは何か」を考える科目に改善しようとする授業者の強い思いをもって行われました。

　さらに，本事例の資料を補強するために，2014年に実践された同一科目の授業で収集した資料を加えて考えていくことにしました。

　まとめる論文のタイトルは，『看護学生が初めて経験する看護の感覚――看護の体験レポートの分析から』とします。

■問題の書き方

問題を書く際に留意すべきは、次のようなことです。

❶ 研究テーマ（あるいは研究対象）が、授業実践との関連においてどのような意味があるのかを明確にします

❷ 関連する先行研究をできる限り取り上げて、本研究の位置づけ（つまり、オリジナルな点）を明確にします

これらをふまえて、本論文の位置づけについては、以下のようにまとめました。

> 専門学校、短期大学、大学のいずれにおいても、そこで学ぶ学生のほとんどは、看護師国家試験を受験し免許を得ることを1つの目標とし、また、ほとんどの学生は卒業と同時に看護職として働き始める。したがって、看護教育は、かなり明確な職業選択意思を前提に、社会人として、職業人として、看護職として活動できることを見据えたものである必要がある。つまり、職業アイデンティティの形成が欠かせない。
>
> 看護師は、人間の生活に深くかかわり、自分ではない他者（患者）に対して、その人がその人自身の力で、その人らしい生活が営めるように援助するという、確かな専門的知識と高い倫理性を必要とする職業である。そのため、どのように職業への価値をもち看護を実践するかが、提供する看護の質を左右するといっても過言ではない。したがって、「看護師になる」ためには、専門的な知識や技術の習得のみならず、「看護師であること」や「看護師として働くこと」を自ら意味づけていく職業的アイデンティティの形成が重要になる。
>
> 職業アイデンティティについて、エリクソン（Ericson, E.H.）は、「特定の社会集団との相互の関係において知覚される主観的な感覚である」[1]と述べている。学生は、日常生活や学生生活、授業、仲間や教員との交流など、さまざまな体験を通して看護を感じ、考え、問い直しながら、専門職としての価値を内面化していくと考えられる。このような看護学生の職業アイデンティティ形成の過程、つまり看護学生の体験世界を知ることは、看護という職業に関心をもち、自分の意思で学び、職業を決定していくための支援となり得ると考える。
>
> そこで、看護学生の職業社会化のプロセスにおいて、看護学生の「看護であるという感覚」の変化と職業アイデンティティ形成との関連について考察した先行研究がみあたらない状況において、本研究のオリジナリティは両者の関連を明らかにしようとしている点にある。
>
> なお、本研究の最終的なゴールは、看護学生の職業社会化の過程において形成される職業アイデンティティが、入学時から卒業までの間にどのようにして各個人のなかに取り入れられ、内在化に至るのかを明らかにし、職業アイデンティティの形成を支援する方法を見出すことにある。

■ 目的の書き方

　研究の目的を明確にするためには，研究の最終的な目標が何であって，今回の研究ではそのうちのどこまでを明らかにするのかを明確に述べることが求められます。本研究の最終的な目的は，「職業社会化の過程において，職業的アイデンティティが看護学生のなかにどのように取り入れられ，内在化に至るのかを明らかにすること」です。そこで，次のような目的となります。

> 　本研究は，最終目的のための第1段階として，看護学原論の授業において「看護を受ける人」と「看護を提供する人」の両者を体験する演習を通して，看護学生が初めて体験する看護の感覚について明らかにすることである。なお，学生が体験する看護の感覚は，「体験された事実に対して生じた印象で，学生に自覚されたもののうち，看護の行為へと発展するもの」と定義される。

■ 方法の書き方

　方法を書く際には，次のような「研究の妥当性（特に，データの妥当性）」に留意する必要があります。
❶適切なデータを収集しているか
❷サンプルの選択は適切であったか
❸研究者はフィールドでどのような役割を担ったか
❹トライアンギュレーション（複数の研究法の併用）を行っているか
　そこで，本研究では，「データ収集」「授業の学習目標，体験内容，方法」「データ分析の方法」に分けて，次のように研究方法について述べます。

■ データ収集

　当該科目の授業，評価などがすべて終わった段階で，以下のように協力の得られた対象者（看護学生）の体験レポートをメインデータとし，授業者が自らの授業実践についてリフレクションしたものをサブデータとした。
　1) M大学の看護学生59名を対象に，2014（平成26）年度「看護学原論」（1単位30時間）の6回目に行った「看護とは——体験をもとにして」の体験後レポート59枚。
　2) M大学の看護学生82名を対象に，2015（平成27）年度の同科目の6回目に行った「看護とは——体験を通して考える①」の体験後レポート82枚。
　3) それぞれの授業後に，2人の授業者が自らの授業実践についてリフレクションした内容。

■ 授業の学習目標，体験内容，方法

1) 学習目標：看護を受ける・提供する当事者の体験を通して，「看護とは」について考えを深める。
2) 学習内容：①（手洗い後）歩行の援助，②脈拍の触知，タッチ
3) 具体的方法：学習内容にあげた①②を学生全員が体験する。

A，Bの2グループに分かれ，それぞれの体験は，指定された2人がペアになって行う。「歩行の援助」では，学生はそれぞれ患者役，看護師役になり，患者役の学生は目を閉じ，看護師役の学生はその患者の歩行を助ける。役割を交代し，患者・看護師両役割を体験する。「脈拍の触知，タッチ」でも同様にペアになり患者役，看護師役両役割を体験する。

教員は，体験ごとに固定している。上記の方法で，学生に体験を指示，サポートするが，実施結果や方法などについての解説や具体的実施方法などについては，基本的に発言はしない。それぞれの体験の所要時間は25分間とした。体験での教員のかかわりなどを確認できるように，それぞれの体験はVTR撮影した。また，この授業で，学生は初めてユニフォームを着用しており，授業に先立ち，ユニフォームやその着用の意味を話している。

■ データ分析の方法

「歩行の援助」「脈拍の触知，タッチ」のレポートは，体験ごとに記載箇所を分けている。研究者2名は本授業の担当者である。2名がそれぞれ担当した体験について，それぞれの記載箇所にある内容を熟読し，「看護の感覚」が書かれている部分を意味内容ごとに分けて抽出し，コードとした。さらに，抽出したコードを熟読し，意味内容の類似性でカテゴリー化した。なお，コード化とカテゴリー化における2人の担当者の判定の一致度は，それぞれ81％と80％であった。そこで，一致しなかったコードおよびカテゴリーについては，両者で検討し，妥当性を図った。これらは，年次ごとに行われた。

さらに，2人の授業者が自らの授業実践についてリフレクションしたものを内容分析した。

■ 結果と考察の書き方

結果と考察を書く際には，次の3つのことに特に留意する必要があります。

❶ 研究の新規性（オリジナリティ）は何か
❷ 解釈に妥当性はあるか
（「理論的前提に妥当性があるか」「事例について一貫性をもって説明しているか」「自説を主張するために都合のよいデータのみ検討しているということはないか」ということ）
❸ 研究の一般化の適用範囲についての検討がどのように提示されているか
（授業研究では，事例研究という方法を採用することが多くあります。それだけに，そ

の事例の特徴や成立条件をくわしく述べることによって，読者が当該の事例研究から一般化の適用範囲を推察できるようにすることが必要です。そのためには，その当該研究と先行研究とを比較し，検討することが求められます）

筆者らは，2014年次の体験レポートから得られた看護の感覚を，「脈拍の触知体験から得られた看護の感覚」と「歩行の援助体験から得られた看護の感覚」に分けて整理しました。

研究の結果

1)「脈拍の触知」体験から得られた看護の感覚

「脈拍の触知」に対する感想から得られた「看護の感覚」として，54のコードが抽出され，それらは，22の小カテゴリーと，9の大カテゴリーになった。

親密な関係ではない相手に触れることを通して，〈人の温もりは心地よくてそれだけでも癒される〉など【触れられた手の温かさ，安心感】や【生きている】ことを感じ，〈普段何も感じていないことが感じとれた〉り，〈人によって脈が違うことへの驚き〉から【脈拍触知で生じた新たな感覚】を得ていた。また，それらの感覚を得て〈壁がなくなった感じ〉をもち【患者−看護師間の距離の近さの実感】をしていた。

半面，【看護師役が患者に近づく，触れることに対する患者の戸惑い】や，〈脈に触れようとするときに患者役が感じた看護師役の緊張〉といった【患者−看護師間に生じる緊張】も自覚していた。さらに，〈「看護」になると行動が変わると感じた〉など，【相手（患者）のことを意識することで変わる看護師役自身の行動や気持ち】や【意識して触れられた時の触れられた感覚の違い】を捉えていた。そして，〈看護師役自身の行為や気持ちに集中して，患者役の気持ちに添えなかった〉〈患者役のつらさを感じたのにそれにこたえられなかった〉など，【看護行為の難しさ・困難感】についても感じていた。

2)「歩行の援助」体験から得られた看護の感覚

「歩行の援助」に対する感想から得られた「看護の感覚」として，104のコードが抽出され，それらは，25の小カテゴリーと，10の大カテゴリーになった。

目が見えない状態で歩くという，非日常の行為を通して，〈目の見えないことがイメージできない戸惑いやこわさ〉や〈目が見えないだけで世界が違う〉ことを感じ，【見えないことで感じた恐怖，不安】や床の感覚が異常に感じるなど〈自分の身体が普段と違う〉という【見えないことで生じた新たな身体感覚】を得ていた。また，それらの感覚を得ることで【看護師に自分の身体を任せても大丈夫と感じる】ことや【看護師の手が身体に触れることによって感じる安心感】【人の温もりや声かけに感じる安心感】をもつ反面，【患者の身体に触れることへの戸惑い】や【看護師を信用しきれない】という感覚をとらえていた。さらに，〈患者の身体の動きと自分の動きが合わない〉という【患者と看護師の身体の動きのズレに対する違和感】も自覚していた。そして，〈患者の自立を考えた援助方法を実感できた〉など〈自分の看護ができてよかった〉と【看護ができた】と感じる一方で，〈まだ看護のことがわかっていない〉や〈患者を不安にさせる自分には，まだまだやれることがない〉など，【看護行為の難しさ，困難さ】についても感じていた。

なお，上記を示す具体的な表，さらにこの後に続く教員のリフレクションの内容分析，および 2015 年度の同様の結果については，本書では割愛しています。

続いて，「脈拍の触知，タッチ」の体験から得られた看護の感覚について，考察の一部を紹介します。

■ 研究の考察

1)「看護を受ける人」の看護される感覚

【触れられた手の温かさ，安心感】や【生きている】といった，「看護を受ける人」としての看護の感覚を得ていた。これらは，通常の生活のなかでこれまでも感じてきている感覚であり，今回得られた結果でも最も多かったものである。脈拍の触知を体験することにより，あらためて意識化されたこの感覚は，看護を学ぶ出発点にたった学生の素朴な感覚である。同時に，看護を学ぶ・看護を提供するうえで欠かせない看護の対象者＝「看護を受ける人」の感覚である。

岸らは，「ケアとは悩みをもつ人に対して，ある専門家の人だけが提供できる技術であると考えることである。したがって，見過ごされてならないのは，『ごく普通の日常場面で人が当たり前のこととして一人の人間になるために，根底においてケアしたり，されたりして生きている』という事実である」[2)]と述べている。学生が通常の生活のさまざまな場面で生じるこの感覚を，看護の専門家になっていく最初に意識化できた意義は大きいと考える。

2) 他者の身体を意識する感覚

【脈拍触知で生じた新たな感覚】という他者の身体を意識する感覚，さらに，他者の身体を意識したことで生じる【看護師役が患者に近づく，触れることに対する患者の戸惑い】【患者-看護師間に生じる緊張】といった患者の立場で，近づく・触れることに対する自分の気持ちや看護師役の気持ちを察したものが得られていた。

日常のなかで相手に近づく・触れる場面は，両者の関係が親密である場合に限られる。今回，さほど親密ではない関係のなかで，相手に近づく・触れる体験をしたことは，これまでとは異なる非日常での体験である。この非日常性は，看護において特有のものであり，そこで生じた上記の感覚は初めての看護の感覚として，学生のなかに位置づけられたと考えられる。

3) 意識化された行動に伴い変化する感覚

患者役，看護師役を体験するなかで，【相手（患者）のことを意識することで変わる看護師役自身の行動や気持ち】や【意識して触れられたときの触れられた感覚の違い】を表現していた。

看護行為は，目的をもち，意図的・意識的に行われるものである。今回得られた【相手（患者）のことを意識することで変わる看護師役自身の行動や気持ち】は，看護の提供者が自身の行為を意識化して行った結果に対する自身感覚の変化であり，看護者としての学生が自身の意識の違いによる行為の変化を自覚しているものである。また，【意識し

て触れられたときの触れられた感覚の違い】とは，看護の提供者の意識的行為が看護を受ける人に伝わった感覚である。看護を提供する人の意識化の感覚と，看護を受ける人と看護を提供する人の両者の立場で提供した・された結果の変化を自覚できており，1) 2) に比べ，より深い看護の感覚が表現されていると判断する。

今後の研究課題の書き方

今後の研究課題には，自らの授業実践研究が看護教育の改善や新しい看護実践の創造にどのように展開していくのかを叙述することが大切です。そして，そのような改善や創造のために残された研究課題をあげておくことが求められます。

本研究の今後の課題は，次の通りです。

1) 看護学生の「体験レポート」より，看護の感覚を取り出し，その様相を明らかにしたが，授業者の授業実践についてのリフレクションなど，教員の視点も加え考察する必要がある。なお，今回は，授業者のリフレクションに関するデータの分析がまだ不十分であるために結果と考察に加味しなかったが，「トライアンギュレーション（複数の研究法の併用）の必要性」という観点からも，「職業アイデンティティの形成を支援する教育方法を見出す」という観点からも欠かすことができないデータである。

ところで，本研究は，第2章で述べた「一人称，二人称，三人称としての授業研究」でいえば，「自らの授業実践を対象に研究するという一人称の授業研究」です。したがって，本研究（一人称としての授業研究）の客観性を高めるために，体験を取り入れた演習の場面を中心に，授業分析を行うことが今後の研究課題としてあげられます。

2) 本研究は，ある看護系大学の学生1年生を対象に，同一の授業内容を2回（2年間）実施した授業実践をもとにしたものである。つまり，2つの事例研究をまとめたものである。したがって，本研究の結果を一般化していくためには，2つの事例研究の結果の共通点と相違点を明確にするとともに，対象の範囲や，扱う学習課題などを広げて検証していく必要がある。
3) 今回の演習やその内容・項目は，筆者（蔵谷・末永）の経験知から取り入れたものである。今後も，「看護の感覚」を引き出すための教育方法や視点の探求が求められる。そのためには，学内外の看護教員や研究者と一緒にビデオ録画した授業を視聴しながら，授業について対話をすることによって，「看護の感覚」を引き出すための新たな教育方法を模索することが今後の研究課題である。

授業研究は，日ごろの授業をよりよいものにするためになくてはならないものです。あ

まり難しく考えずに，本書のなかで紹介してきた授業研究の方法を用いて，少しずつ自らの授業や同僚教員の授業を改善し，その成果を発表することが大切です。そうすれば，本章の冒頭で述べたように，自らの授業力量も高まり，同僚教員との絆も強くなり，看護教員の「専門的な学習共同体」が構築されることになるでしょう。

■引用文献
1) Erikson, E.H.（原著）小此木啓吾，他（訳）：自我同一性——アイデンティティとライフ・サイクル（人間科学叢書4）．誠信書房，1973．
2) 岸　良範，佐藤俊一，平野かよ子：ケアへの出発——援助のなかで自分が見える．医学書院，1994．

■参考文献
- Shirley M. Hord：Evolution of the professional learning community. Journal of Staff Development, 29 (3), 10-13, 2008.

索引

欧文

Community membership（共同体の成員性） 72
Data use support（データを用いたサポート） 73
Distributed leadership（分散化されたリーダーシップ） 73
KJ法 22
Leadership（リーダーシップ） 73
Lesson Study 5
Problem Based Learning（PBL） 116
Professional Learning Community （PLC） 11, 19, 67, 119
―― を支える構造的・物理的条件 72
―― を支える人間関係的条件 72
Space for learning（学習空間） 73
The Teaching Gap 6
Time for learning（学習のための時間） 73
World Association of Lesson Studies （WALS） 6

和文

あ行

アクティブ・ラーニング 95
一人称としての授業研究 24, 125

か

カード構造化法 21
カード法による思考過程のモデル図作成 19
学士課程における看護学教育の課題 113
学習意欲
　―― に影響する要因 56
　―― の向上 28
　―― を支える動機づけ要因 55
学習空間 73
学習する組織 11
学習の順序性 36
学習のための時間 73

学生
　―― に対するオリエンテーション 111
　―― の動きのシミュレーション 111
　―― の認知的・情意的反応 61
　―― の反応の予測の広がり 13
　―― の学ぶ意欲の喚起 55
学生時代の学びと臨床のギャップ 112
課題外生的要因 56
課題内生的要因 55
活用型学力 34
　―― の育成 46
カリキュラム
　―― の形成的評価 90
　―― の総括的評価 90
カリキュラム改善・開発のレベル 95
環境調整 111
看護
　―― の教育実践課題 114
　―― の専門性 108
　―― の対象者（患者） 35
　―― のロールモデル 113
看護基礎教育と臨床の乖離 101
看護教員
　―― に求められる資質 87
　―― に求められる能力 65, 87
　―― の専門性 108
看護師教育の現状と課題 113
看護実践能力 65, 87
観察者の役割 111

き

基礎型・活用型・探究型学力の相互関係 33
基礎型学力 34
基礎的・基本的な知識・技能
　―― の育成ポイント 35
　―― の習得（定着） 28
客観性 25
教育実践能力 65, 87
教員1人ひとりの価値・信念 88
教員同士の意見交換 74
教員に求められる授業力量 65
　――，技術 65

　――，信念 65
　――，知識 65
教員の「看護観」 66
教員の教育力 116
教材の工夫 31
教材の次元分け 17
教師の意図の明確化・焦点化 13
共同体の成員性 72
吟味された改善案・具体案 16

く

グループの状況に応じた声掛け・アドバイス（介入） 42
グループワークで学ぶ効果 39

け

研究授業 76
授業
　―― の一般化の適用範囲 122
　―― の新規性（オリジナリティ） 122
　―― の妥当性 121
　―― の目的 121
研究能力 65

こ

口頭発表 119
効力感（有能感） 56
個人としての学び 10
コミュニケーション能力 65
コメット法による授業設計 17
今後の研究課題 125

さ

再生刺激法 20, 60
三人称としての授業研究 25, 125

し

思考過程のモデル図づくり 18
思考のルート・マップ 18
自己決定感 56
自己リフレクション（セルフ・リフレクション） 20
実習という授業を研究すること 9
実習に向けた学生への動機づけ 44
私的言語 21
自分の授業を語る言語 21

索引

集団・組織のなかでの学び　10
集団的リフレクション　20
授業
　——　に対する思いや構想　3
　——　についての教授知識　62
　——　のカンファレンス　19, 97
　——　の再設計　4, 16
　——　を再検討する　86
授業 VTR の参観　77
授業改善　4, 16
　——　の技法　17
授業研究
　——, 4つの目的　8
　——, ワークショップ型　22, 76
　——　で生まれる成果　10
　——　に対する肯定的な受け止め　83
　——　の手順　12
　——　の方法論　18
授業研究法の意義　23
授業検討会　4
授業実施　4, 13
授業設計　2
授業デザイン（シート）　3, 84
授業内容の量の調整　33
授業における教員の役割　64
　——, アクター　65
　——, クリエーター　65
　——, デザイナー　64
　——, リフレクティヴ・パーソン　65
授業評価　4
自律性　88
事例と基礎知識を教える順序（構成）・方法　33

せ・そ

世界授業研究学会（WALS）　6
セルフ・リフレクション　20
専門的な学習共同体（PLC）　11, 19, 67, 119
　——　の意義　72
相互学習, 先輩が後輩を導く　48

た行

対話的リフレクション　20
多重課題・複合的な課題への対処能力の育成　116
探究型学力　34
単元案や授業案の作成　3
短冊方式　22
知識・技能の「習得」と「活用」　45
知的好奇心　56
データを用いたサポート　73
適切次元の正の値　17
適切次元の負の値　17
デモンストレーション　36
動機づけ, 実習に向けた　44
当事者性　24
同僚との協同と共同　116
トライアンギュレーション　121

に

二人称としての授業研究　24, 125

は行

パフォーマンス課題　38
必要感（有用性）　56
ファシリテーター　80
フィジカルイグザミネーション　31
不適切次元　17
振り返り　20, 97
分散化されたリーダーシップ　73
ポジティブフィードバック　48
ポスターセッション　80
ボディメカニクス　107

ま行

マトリックス図　78
マトリックス法　22
学び続ける教師　58
マネジメント能力　65
ミニ PDCA　30
目的をもった協働的な学習　72
問題解決過程　46
問題解決に必要な思考力, 判断力, 表現力の育成　28

ゆ

有能感（効力感）　56
有用性（必要感）　56

ら行

リアリティ・ショック　112
リーダーシップ　73
リフレクション（振り返り）　20, 97
臨床看護師の看護観　108
臨床現場のリアリティ　102, 112
レッスン・スタディ（Lesson Study）　5
　——, 8つのステップ　5
ロールプレイ　68, 97, 112
論文発表　119

わ

ワークショップ型授業研究　22, 76